發展障礙
完全自立手冊
［學習篇］

安田祐輔 著

瑞昇文化

前言

非常感謝正翻閱本書的您，我是Kizuki負責人安田祐輔。

Kizuki秉持著「創造能讓人們不論幾次都能重新來過的社會」的願景，展開了多元事業的版圖。例如，為了因憂鬱症或發展障礙而離職的人們，我們設立了就業轉銜支援事業「Kizuki Business College（以下簡稱KBC）」；以及為全日本的拒學、發展障礙、中途退學的學生，設立了學習空間「Kizuki共育塾」。此外，我們也接受來自全日本地方政府及部會的委託，提供生活有困難的家庭以及低收入戶等相對應的支援協助。

成立Kizuki的契機，是因我本身有發展障礙（ADHD、ASD）的狀況。從孩童時期開始，我便無法順利整理整頓，也不懂得察言觀色，

對煙火的聲音或氣球破掉的聲音是非常敏感。此外，一旦開始集中精神，就會聽不見周圍的聲音，有時候還會自言自語，招來他人異樣的眼光，因此常常成為大家嘲弄或挪揄的對象。

轉機出現在「大學考試」時。

在國中時期，因為總是無法好好專心聽課而常在上課時打瞌睡，高中時，就讀的是在當地排行倒數第三的學校，也沒有認真學習。那時想著，要改變自己的人生，就只能靠大學考試了。高中畢業後，為了考上大學，我花了兩年的時間準備，但一直苦惱著，為什麼自己總是沒辦法打起精神好好讀書、也沒辦法好好坐著在課堂上聽課？在這樣的摸索下，我漸漸地找到適合自己的學習方法，總算考上了國際基督教大學（ICU）。

現在回想起來，國中和高中時期無法好好聽課的原因，可以理解為是源於「認知特性」。但在當時，我並不明白「找到適合自己、效率高的學習方法」的重要性。

即使進入大學後，我仍然持續鑽研「適合自己的學習方法」，現在，終於能確切地的找到符合自己特性，專屬於自己的學習方式了。

因此，現在才能作為Kizuki負責人的身份，每天學習會計、人事、行銷、IT等經營相關的知識，並融入教育福祉、心理學等現場支援所需之知識，不斷精進學習並運用於經營Kizuki之中。

本書就如同書名所述，是集結了「幫助有發展障礙的人，掌握學習及重新學習的秘訣及提示」的一本書籍。

正因為在我的人生中「尋找有效率的學習方式」曾是個非常大的

002

挑戰，也因此我想將這樣的經歷與大家分享。

另外，也想要活用在2019年時成立KBC的經驗，在「即便有發展障礙或是精神疾病，也不可以放棄追尋屬於自己的職涯」這樣的觀念之下，協助在行銷或是工程等，各產業的人士尋找到屬於適合自己的工作。

在利用KBC的人當中，有不少人因為不了解「適合自己的學習方法」，不管是在取得能幫助升遷的證照或是學習上都遇到相當大的困難。針對這樣的對象，我都會告訴他們「要徹底理解自己，包括自己的習慣和特性」的重要性。

會這樣說是因為，對於有發展障礙的人來說，要能夠活出自我，理解適合自己的生活節奏、環境、思考模式，以及學習方式是不可或缺的。

我認為，有發展障礙傾向的人，需要具備判別這些困擾是「可以改變」還是「無法改變」的能力。如果「可以改變」的話就做出調整，但若「無法改變」的話，就果斷放棄。如果這本書能對您有所幫助，我會感到非常的開心。

安田祐輔

有發展障礙傾向是不可改變的事實。可能很難改變不擅長管理行程，或者因為在意各種聲音而無法專心學習等情況。

另一方面，我也希望大家試著思考：「有沒有什麼地方是可以改變的？」不擅長管理行程可以使用IT輔助，這樣也許就能和一般人一樣進行規劃管理。如果很在意各種的聲響，那麼可以試著戴耳機或是使用耳塞。

※認知特性

在接收訊息時，五感從接收訊息到在腦中整理、記憶及表現上的偏好。筆者自身的狀況是善於以視覺接收的訊息，如果是以聽覺接收的訊息則吸收有限。所以在學習時利用閱讀參考書的方式成效極佳。

前言 —— 002

本書特色 —— 010

發展障礙的種類 —— 012

第1章 想要改善無法照計畫執行的習慣 ——進度表安排對策

無法擬定進度表

- 原因 無法擬定到考試前的進度表 —— 016
- 事例 不管是ADHD或ASD都有安排上的困擾 —— 016
- 解決方法 先大略回推需要的時間後，再擬定進度規劃 —— 016
- 善用google日曆 —— 017
- 確認「進度表的可執行性？」—— 018

突然想讀不在計畫內的科目

- 原因 無法按照計畫學習 —— 022
- 事例 重點是「衝動開關」的控制 —— 024
- 解決方法 找到可以控制衝動開關的方法 —— 024
- 排除可能會引起衝動的刺激 —— 025
- 當出現「衝動」的情緒，想辦法讓自己想起本來該做的事 —— 025
- 打造一個不會引起「衝動」行為的環境 —— 026

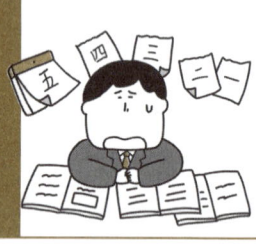

如果出現計畫外的事，就無法執行原定安排

- 原因 特地擬定的進度表，卻無法執行如計畫執行 —— 028
- 事例 「堅持的強度」及「衝動性」是原因 —— 028
- 解決方法 擬定進度表時必須留有緩衝的空間 —— 029
- 將預計的學習時間拉長 —— 029
- 在計畫中安排為了趕上延遲進度所需的補救時間 —— 030
- 在計畫中安排確認進度是否如實進行的時間 —— 030

訊息太多令人困擾

- 原因 容易受網路評論影響 —— 032
- 事例 ADHD易衝動及ASD追求完美主義，兩者皆易受外在資訊左右 —— 032
- 解決方法 不受網路評論左右，選擇適合自己的補習班及教材 —— 033
- 將優缺點製表 —— 033
- 實際體驗看看是否適合 —— 034
- 與了解自己的人討論 —— 034

不知從何下手比較好

- 原因 即便想學習也不知該從何下手……—— 036
- 事例 不管是有ADHD或ASD的人皆不擅於決定事情的優先順序 —— 036
- 解決方法 先試著參加模擬測驗，參考結果再決定優先順序 —— 037
- 參加模擬測驗掌握不擅長的科目，再決定學習的優先順序 —— 038
- 依照配分及出題率決定優先順序 —— 038
- 配合測驗及取得證照目的決定優先順序 —— 038

第 2 章 想要改善沒有心情努力學習的狀態
―― 過度專注、早起對策

只練習自己擅長的科目

事例 專注於練習擅長的科目而忘記時間 —— 040

原因 針對自己擅長的科目容易陷入「過度專注」的窘境 —— 040

解決方法 避免過度只練習擅長的科目 —— 041

- 視覺化呈現學習時間的分配 —— 042
- 參考擅長科目的學習節奏擬定計畫，維持學習動力 —— 042

不擅長的科目總是讀不進去

事例 排斥學習不擅長的科目，就這樣到了考試的日子 —— 044

原因 有興趣的科目相當有限 —— 044

解決方法 了解發展障礙的特性及應對方法 —— 044

- 針對不擅長科目用漫畫或YouTube等學習資源，激發學習動力 —— 045
- 前往補習班加強不擅長的科目，善用補習班的影音教材 —— 045

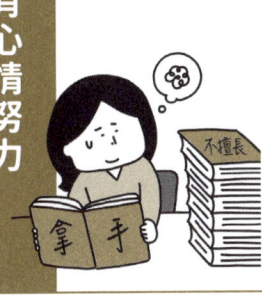

無法持之以恆地學習

事例 有些人只靠擬定進度表無法改善學習狀況 —— 048

原因 沒辦法每天持之以恆地進行學習 —— 048

解決方法 縮短學習里程的期限，並設定多個學習里程 —— 049

- 如果自主管理進度成效不彰，可尋求他人協助 —— 049
- 不要陷入完美主義的泥淖 —— 050

失眠、睡眠不充足導致頭腦無法順利運轉

事例 無法馬上入睡以致睡眠不足。頭腦無法運作學習的內容也吸收不了 —— 052

原因 「感官敏感」阻礙睡眠 —— 052

解決方法 徹底阻絕「聲音」及「光線」 —— 052

- 避免明亮的光線 —— 053
- 避免聲音 —— 054

想要早起學習，但是起不來

事例 即使下定決心早上還是起不來 —— 058

原因 首先確認是不是因睡眠障礙所致 —— 058

解決方法 如果想要早起，最重要的就是盡可能地被光線照射 —— 059

- 我們所需的睡眠時間會因為年齡及季節而有所差異 —— 059

完成不擅長的科目練習時，給自己一些「小獎勵」 —— 046

- 需要花費比起其他人，在學習不擅長的科目時會花費更多的時間，不要因此感到焦慮 —— 046

第3章 想要讓自己能好好在課堂中學習——理解力、集中力對策

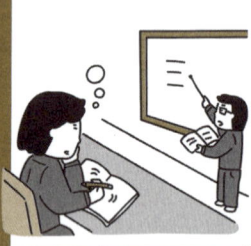

無法理解老師授課的內容

- 事例 無法清楚理解老師口頭表達的授課內容 —— 062
- 原因 ASD類型的發展障礙不擅長處理由聽覺接收的訊息 —— 062
- 解決方法 使用工具解決「聽不清楚」的困擾 —— 063
  - 將上課內容錄音，並使用低速回放 —— 063
  - 使用可以消除雜音的數位耳塞 —— 064
  - 將口頭說明轉換為文字資訊 —— 064
  - 使用語音轉換文字的工具 ——
  - 預習授課內容，提前理解相關知識，再補足不清楚的部分 ——

沒有辦法久坐

- 事例 上課時會坐立不安，沒辦法專心 —— 066
- 原因 ADHD特有的「過動」所導致 —— 066
- 解決方法 重點是要刺激本體感覺及前庭覺 —— 067
  - 對本體感覺遲鈍的人，試著對身體施加「壓力」吧 —— 067
  - 前庭覺較不敏感的人，試著適度的活動身體吧 —— 069

無法邊聽講邊抄寫黑板上的內容

- 事例 無法同時做兩件事 —— 070
- 原因 不擅長多工處理 —— 070
- 解決方法 無法同時「閱讀」及「聽講」，盡可能避免「書寫」作業 —— 071
  - 專心「閱讀」 —— 071
  - 專心「聽講」 —— 071
  - 一點也不丟臉 —— 072

無法對老師提問

- 事例 即使有聽不懂的地方也害怕提問 —— 074
- 原因 過去溝通的失敗成為創傷 —— 074
- 解決方法 針對提問做好萬全的事前準備 —— 075
  - 事前調查易於提問的情境 —— 075
  - 擬出提問草稿，讓自己更安心 —— 076
  - 針對提問進行事前練習 —— 076

無法專心參與線上課程（講座）

- 事例 無法長時間坐在電腦前 —— 080
- 原因 因為過動及注意力不足影響專注力 —— 080
- 解決方法 思考如何打造一個身體不會覺得不舒服、也不易受外在刺激影響的環境 —— 081
  - 善用隔間減輕周遭帶來的刺激 —— 081

第 4 章 想要擁有可以自主學習的能力——續航力、環境建構對策

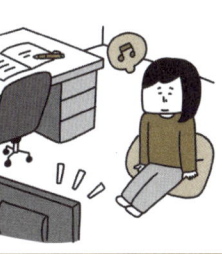

無法將所學好好地整理到筆記本上

- 事例 明明整理好的重點在哪裡呢？—— 084
- 原因 「寫在哪裡了呢？」ADHD注意力不足的特徵是哪裡？—— 084
- 解決方法 秘訣是集中整理＆提高搜尋資料的效率 —— 085
- 為了避免弄丟筆記，推薦使用活頁紙 —— 085
- 善用便於搜尋的工具 —— 086

無法專注學習（視覺篇）

- 事例 容易受他人動作分心，而且長時間看電腦，眼睛會覺得刺痛 —— 090
- 原因 視覺敏感是造成分心的原因 —— 090
- 解決方法 打造不易受到刺激的環境 —— 091
- 容易受到周遭的人看板資訊影響的人的動作或是 —— 091
- 在意螢幕亮度的人 —— 092
- 在意紙張亮度的人 —— 092

無法專注學習（聽覺篇）

- 事例 腦中一直出現空調聲或是工地作業的聲音 —— 094
- 原因 對聲音敏感是因為聽覺敏感所致 —— 094
- 解決方法 活用為了聽覺敏感的人所設計的工具 —— 094
- 耳罩隔絕聲音的效果佳，但不推薦感官敏感的人使用 —— 095
- 耳塞在睡覺時相當便於使用，但是隔音效果差 —— 095
- 使用數位耳塞時，仍可對話及聽到通知廣播 —— 095

無法專注學習（ADHD篇）

- 事例 明明知道必須要學習，但…… —— 098
- 原因 沒有興趣的事物就連10分鐘都無法專注 —— 098
- 解決方法 不靠意志力，而是思考如何建立一個能讓學習進展的機制 —— 098
- 同時學習數個科目或單元 —— 099
- 適度的規劃休息時間 —— 099
- 在進行學習的同時，做一些其他的事情 —— 099
- 確實活用每天零碎的時間，提升整體學習進度 —— 101

學習途中會忍不住查看手機

- 事例 在學習時，一不注意就會拿起手機 —— 102
- 原因 受ADHD的易衝動及注意力不足特性所致 —— 102
- 解決方法 打造一個拿不到手機的環境 —— 102
- 把手機暫時放在家人、夥伴、朋友身上 —— 103
- 將手機設定為飛航模式 —— 103
- 善用戒手機APP —— 104

一不注意休息時間就過長了

- 事例　想稍作休息，注意到時已超過30分鐘…… —— 106
- 原因　容易疲倦，不擅長擬定計畫 —— 106
- 解決方法　為了避免過度集中狀態，將適度的休息變成日常習慣 —— 106

因要求完美，練習題本一直沒有進度

- 事例　在完全了解之前，無法進行到下一個篇章 —— 120
- 原因　ASD類型的人有強烈的完美主義傾向 —— 120
- 解決方法　避免陷入完美主義的泥淖必須做的努力 —— 120

減少來自周圍的刺激

- 打造一個適合自己的學習環境 —— 107
- 並設定獎勵以抑制衝動 —— 108

無法活用零碎時間

要花很長的時間才能集中

- 事例　要花很長的時間才能集中 —— 112
- 原因　受注意力不足及過動的特性影響，要進入專注學習的狀態需花費很長的時間 —— 112
- 解決方法　建立短時間內集中學習的「機制」 —— 113

無法在家自主學習

- 事例　家裡有許多讓人無法專注的要素 —— 124
- 原因　衝動及感官上的特性會使人無法專注 —— 124
- 解決方法　尋找適合自己的學習場所 —— 124

整理零碎時間可以學習的內容

- 瑣碎的時間建議善用學習APP —— 114

買太多參考書了

- 事例　不小心買了數種參考書，但是一本都沒有寫完 —— 116
- 原因　不考慮後果，衝動性地按下了購買按鈕 —— 116
- 解決方法　準備一個可以專心學習的環境
  - 隔絕外部刺激，制定切換到學習模式的日常習慣 —— 113
- 解決方法　防止衝動購買的同時，如何一步步善用目前擁有的參考書 —— 117
- 原因　建立「阻撓購買」的方法 —— 117
- 為了善用目前擁有的參考書，將進度以視覺化呈現 —— 117

熟悉題本正確的使用方式

- 不要責備自己犯錯的地方，關注已經完成的地方，而不是未完成的地方 —— 121

找朋友「互相監督」專注力UP

- 觀看Youtuber的作業影片，感受一起努力的氛圍並持續學習 —— 126

第5章　想要減輕在正式考試時焦慮的情緒
——健忘、減壓對策

無法遵守文件的繳交期限

- 事例　不停延後文件繳交的時間。當發現時…… —— 130

重要的考試卻忘記帶東西

- 原因　ADHD特有的「健忘」、「拖延習慣」——130
- 解決方法　建構一個不會忘東忘西及拖延的環境——131
- 事例　不會忘記就不會拖拖拉拉——131
- 原因　找出做事不會拖拖拉拉的方法——131

- 事例　在絕對不能遲到的場合常出現「啊忘了帶那個！」的狀況——134
- 原因　注意力不足導致常常忘東忘西——134
- 解決方法　準備容易忘記的物品清單，並在前一天進行確認——134
- 事例　分開準備在家裡使用及帶出門的東西——135
- 原因　要帶出門的東西放在顯而易見的位置——135
- 解決方法　攜帶物品必須集中成一份放在身上——136

在考試途中不小心睡著

- 事例　曾出現明明還在考試，卻不小心睡著了的狀況——138
- 原因　平日嗜睡可能是因睡眠障礙引起——138
- 解決方法　調整生活節奏，適度攝取咖啡因——139
- 事例　調整生活節奏——139
- 原因　善用有咖啡因的飲料提神——140

前往考試會場的途中迷路，無法順利抵達

- 事例　急著趕路，卻搭錯了電車，結果不知道怎麼去考場——142
- 原因　受注意力不足及衝動的影響，導致在到達目的地的過程遇到了許多困難——142
- 解決方法　為了考試當天不要驚慌，事前的準備非常重要——143
- 在正式考試之前先實際到考場探路——143

不斷粗心失誤

- 原因　提早出門，預留充足的時間前往考場——143
- 事例　先了解自己適合哪一種「認路」的方式——143
- 解決方法　受ASD感官特質的影響——146
- 原因　針對ADHD注意力不足及ASD感官特質的失誤——146
- 事例　出現漏讀及謄錯答案的失誤——146
- 解決方法　如何避免閱讀所造成的失誤呢？——147
- 要知道什麼是「合理的照顧」？——148
- 針對不同的原因須採取不同的應對策略——147

無法接受口試

- 事例　明明很擅長記憶問題……——150
- 原因　不擅長臨機應變回答問題的ASD——150
- 解決方法　針對口試事前須進行全面的準備——150
- 事先確認測驗的進行方式——151
- 事前擬定草稿——151
- 透過提問釐清不明白的地方——151

※本書中提及的規定、表格及應用程式（APP）等內容，主要依據日本的國情編寫，僅供相關人士作為研究與參考之用。

Point 1
介紹發展障礙者在生活中會直接遇到的各種煩惱事例

突然想讀不在計畫內的科目

📖 事例
無法按照計畫學習

現在正拼命準備3個月後的日商簿記檢定考試。週末是專心學習的好機會，坐在桌前拿出題本，正要打開今天預定要學習的「會計分錄」，這時瞄到了目錄的另一個單元「試算表」。這麼說來，好像有聽朋友說過「試算表這個單元可是讓我陷入苦戰呢」，或許應該先從難度較高的單元開始著手比較好。我這樣想著，立刻打開了試算表的頁面。

幾個小時後，讀到一個段落突然回過神來發現，這麼說來，今天原本是預計要讀會計分錄才是，為什麼會讀了跟計畫不一樣的單元呢……？

💭 原因
重點是「衝動開關」的控制

ADHD的其中一個特徵是「衝動」。這指的是不顧後果，一想到就馬上採取行動的行為。對有ADHD傾向的人來說，在思考前就採取動作，這種無法控制衝動的現象相當常見。

當冷靜下來思考，應該就會發現「跟著原先的計畫比較好」。但是，當腦中出現「朋友說這個單元很困難」這樣的訊息的瞬間，就無法壓抑想要讀那個單元的衝動。

在有ADHD的狀況下，只要「衝動開關」一被開啟，就很容易出現沒辦法照原計畫學習的狀況。

💡 對策
- 排除可能會引起衝動的刺激
- 當出現「衝動」的情緒，讓自己想起本來該做的事
- 打造一個不會引起「衝動」行為的環境

024

Point 2
從醫學的角度切入，分析造成問題發生的原因

010

本書特色

Point 3
從非醫學的角度切入，介紹當事人可運用在日常生活中的應對方法

> 解決方法
> 找到可以控制衝動開關的方法

排除可能會引起衝動的刺激

為了控制這個「衝動開關」，有幾個重點可以注意。

首先，最重要的是**排除可能會引起衝動的刺激**。大家可以先想想上一個例子。因為看到了和預定單元不同的單元項目，想起朋友說過的話，所以就開始做了原本沒有預定要做的單元。

像這樣，因為從眼睛接收到的資訊，而啟動了衝動性的開關的情況相當常見。為了避免這種狀況發生，要盡可能地打造一個不會接收到多餘資訊的學習環境。

第1章 想要改善無法照計畫執行的習慣

排除可能會引起衝動的刺激

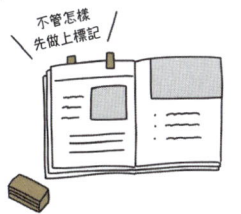
在不相關的頁面貼上標籤

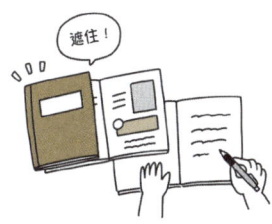
遮住不相關的頁面後再開始讀書

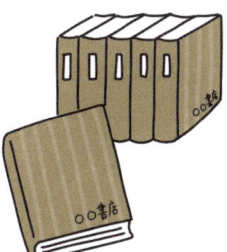
蓋住其他參考書的封面

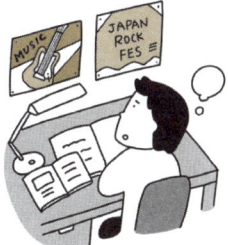
不在讀書的房間裡貼海報

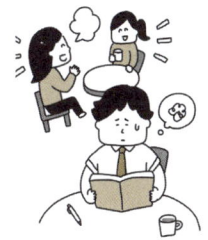
不要在容易聽到其他人說話的場所讀書

Point 4
筆者從自身經驗整理出可以「事先」避免失誤的豐富小秘訣

發展障礙的種類

本書將聚焦介紹ADHD/ADD（注意力不足過動症）、ASD（自閉症類群障礙）及LD（學習障礙）等代表性的發展障礙應對策略。

即便對發展障礙的概念不甚了解，我想大家應該都曾聽過「ADHD」、「亞斯伯格症」等名稱。這也是近期不管是雜誌或電視節目上相當常見的討論議題。

不過發展障礙其實有許多不同的種類，「ADHD」、「亞斯伯格症」只是其中的一種而已。

也會有如ADAH及ASD、ASD及LD等發展障礙症狀同時出現的狀況。在這種情形下，也有醫生會做出多個發展障礙的診斷。

發展障礙的診斷非常困難，就算是專門的醫生也需要在多方的檢查下才能嚴謹地做出判斷。即便有發展障礙的傾向也無法明確的做出判斷。

說是障礙，這更不是自己或是專家以外的人可以做出的判斷。

發展障礙目前仍在持續研究的階段，ADHD及ASD這樣的名稱在未來也有可能再做調整。因電影而為人所知的「亞斯伯格症」，目前也被歸類屬ASD中的其中一種類型。

下一頁將針對不同的障礙類型簡單描述其特徵。另外，下述整理了一般常見的狀況，但實際情形仍因人而異，這部分煩請理解。

即便符合下列特徵，也不代表一定有此障礙；同時，也可能存在診斷出此障礙但並沒有相關特徵的情況。

ADHD/ADD
（注意力不足過動症）

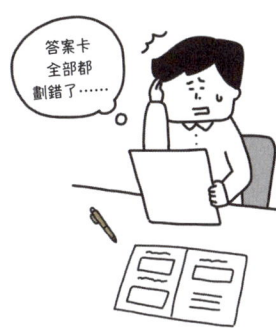

特徵
因注意力不足容易分心，一旦想到什麼就會衝動地採取行動。無法積極的開始做該做的事，拖延傾向也是特徵之一。另外，ADD 除了沒有過動的狀況，其他特徵與 ADHD 相同。

學習上的特殊表現
- 容易粗心錯誤
- 沒有辦法照預定計畫採取行動
- 不擅長決定優先順序
- 總是一直練習自己擅長的領域
- 無法長時間專注的練習
- 無法把學習到的內容好好做成筆記
- 重要的測驗卻忘記帶東西

ASD
（自閉症類群障礙）

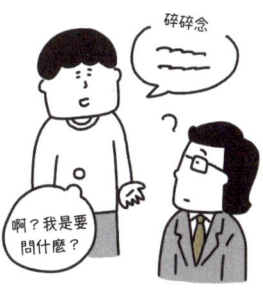

特徵
ASD 是自閉症、高功能自閉症及亞斯伯格症候群的統稱。與 PDD（廣泛性發展障礙）的意思差不多。

學習上的特殊表現
- 沒有辦法照預定計畫採取行動
- 不擅長決定優先順序
- 總是一直練習自己擅長的領域
- 不擅長提問
- 不擅長口試

LD
（學習障礙）

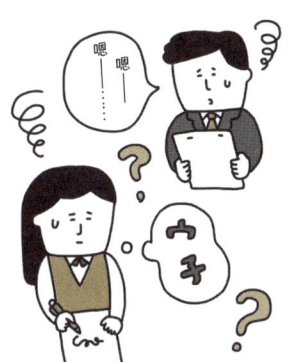

特徵
是一種整體來說沒有太大的問題，但是針對某些特定的事情極度不擅長的障礙。不擅長的事情因人而異。雖然無法閱讀或無法書寫的原因及程度也各有不同，但這種「無法閱讀」、「無法書寫」的障礙被視為同一種障礙類型。

學習上的特殊表現
- 會一個一個閱讀文字，導致無法理解單字及文章的整體意思
- 不擅長默讀
- 書寫筆畫多的字有困難
- 容易把文字寫反變成鏡像文字

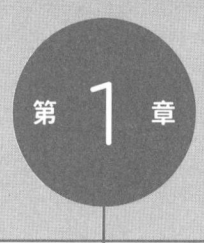

想要改善無法照計畫執行的習慣

進度表安排對策

為了要能有效率的學習，事前就必須思考「在什麼時候之前、該做什麼、該如何進行」。儘管如此，受到發展障礙的特性影響，有不少人不但沒有辦法擬定進度，還無法按照計畫採取行動而深感困擾。本章節將介紹數個可改善此狀況的小秘訣。

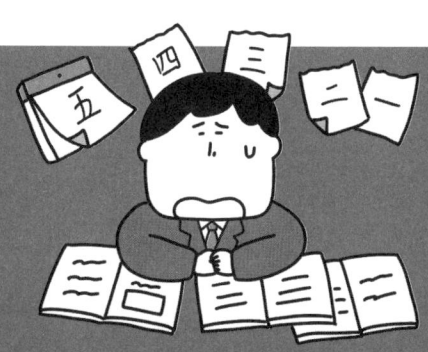

無法擬定進度表

對策
- 先大略回推需要的時間後,再擬定進度規劃
- 在google日曆上輸入進度規劃

事例 無法擬定到考試前的進度表

3個月後就要證照考試了,我打算要用公司前輩推薦的教材來備考,但在考前真的有辦法讀完嗎?學生時期時,總是在接近考試日才開始準備,這次想要避免類似的狀況出現……。到底要怎樣才能好好擬定學習進度呢?

原因 不管是有ADHD或ASD都有安排上的困擾

不管是有ADHD或ASD的人,都有無法擬定進度表這種「**不擅長安排**」的傾向。

ADHD是受到「**衝動**」(一想到就馬上行動的特性)特質的影響,因此在擬定進度前,就很容易因為衝動而開始著手進行其他事情,導致無法順利安排進度。

另外,像是「**時間感知能力薄弱**」的特質,也與不擅長安排的狀況息息相關。當提到距離考試剩下3個月的時間,有ADHD的人會出現「3個月到底是多長呢?」這樣的想法,沒有辦法明確掌握時間的感覺。

也因此,就會出現「時間還很充裕」的錯覺,而拖延了開始準備考試的時間。結果隨著考試時間逼近,而變得非常焦慮。

另一方面,ASD則是因「**過於講究**」的特質妨礙了進度的安

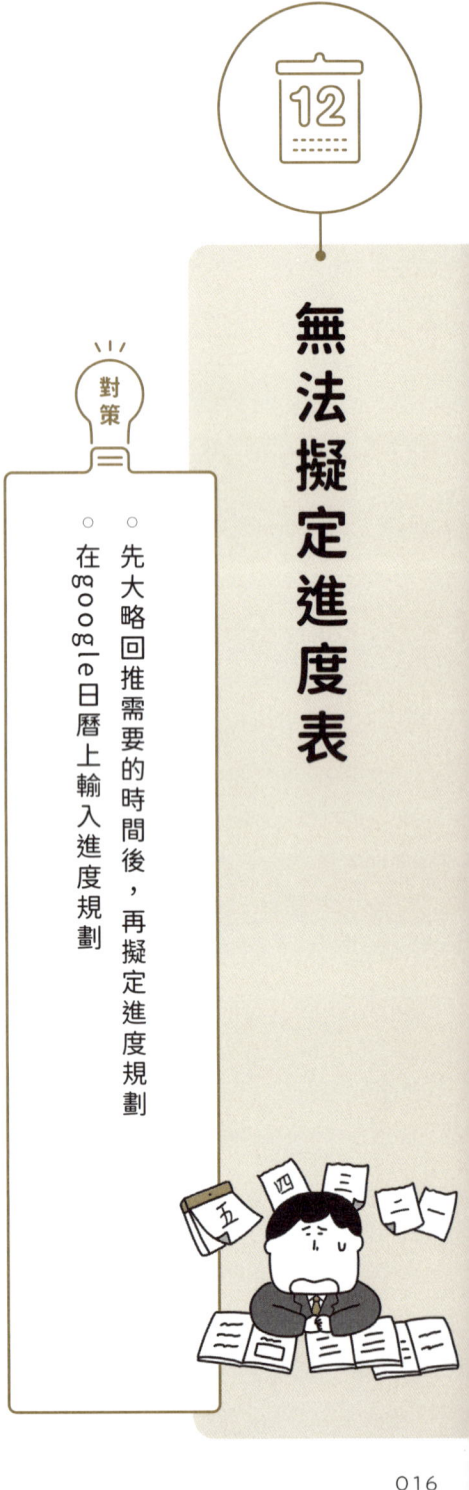

016

第1章 想要改善無法照計畫執行的習慣

排。因為想要按照自己決定好的順序或規則，常出無法有效率的執行規劃的進度。

舉例來說，在擬定進度表時追求「想要把行事曆填滿，不留任何空隙」。但是實際上，在安排進度時，同時規劃休息的時間，或是預留一個思考的緩衝（餘裕）是相當重要的事。但是如果因為過於堅持，所以沒辦法意識到這件事的重要性，導致擬定出來的進度表，不僅在執行層面有困難，學習效率也不會好。

這樣受到各種「講究、堅持」的影響，就很容易出現無法好好擬訂進度的狀況了。

> **解決方法**
> **先大略回推需要的時間後，再擬定進度規劃**

為了避免受到ADHD的衝動和時間感知不佳的影響，首先就有**必要了解如何建立進度的基本思考方法（架構）**。

以下，將分為4個步驟進行說明。這樣的架構，對於擅長依循特定流程操作的ASD傾向的人來說，非常有幫助。

基本的思考邏輯是**「確認到考試前還有多少時間，以在這段時間內讀完考試範圍為目標，大略的擬定進度」**。

那麼，就讓我們馬上進入4個步驟的說明。

STEP1 決定要用哪一種教材、決定好要練習的次數

STEP2 計算離考試還有多少的時間

STEP3 預估讀完教材必需花費多少的時間

STEP4 依STEP1～3擬定進度

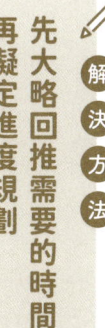

一開始，請先決定要**「用哪一種教材、並確認要練習的次數」**。在考試前，如果沒辦法決定好要讀什

麼、要讀到哪裡，就無法擬定進度了（「在眾多的教科書中不知道選擇哪一個比較好」、「不知道教材中不知道要讀幾遍比較好」，若有上述的困擾，請試著參考第4章「買太多參考書了」）。

再來，**「計算離考試還有多少的時間」**。讓我們以3個月後要考試的情況為例。因為平日有工作，我們可以假設將學習的時間安排在週末，並試著計算實際可以利用的時間。

1個月中，星期六及星期日總共有8天。因為有時候週末會有其他的安排，我們初估可以讀書的時間大概是5天。以1天讀4個小時做計算，1個月就可以有「4小時×5天＝20小時」的學習時間。因為距離考試還有3個月，所以總共有「20小時×3個月＝60小時」可以利用。

就像這樣，大致估算距離考試的日期為止，你還有多少的學習時間可以運用。

再來，**「預估讀完教材需要花費多少的時間」**這個步驟非常重要。因此，請先邊計時邊完成1個單元的練習。舉例來說，如果完成1個單元需要花費2小時。整份教材有30個單元，則可以預估讀到最後一章節需花費「2小時×30單元＝60小時」。

再參考之前的計算，距離考試還有「60小時」的學習時間可以利用，因此，便可具體地想像到考試日之前「還有時間可以讀完一整份教材」。

但是如果「應該要讀的教材時間」多餘「剩下的時間」，則可以增加學習的時間（例如：不只在週末學習，平日在工作結束後，也要確保有1小時左右的學習時間），或是採取將考試的日期延後（原本是3個月後要考試，改到6個月後再接受考試）這樣的應對策略。

最後，參考上述的資訊，試著擬定要讀什麼、在什麼時候學習、類似這種**到考試前的進度規劃**。

另外可把**進度輸入google日曆並設定通知**，相當方便。以下將針對在google日曆輸入待執行項目的操作說明。

> **善用google日曆**
>
> 依照目前的範例進行計算，必須在考試前的三個月內（距離測驗所剩的時間：60小時以內）完成30個單元（總共所需時間：60小時）的練習。因為一天的學習時間為4小時，所以可算出「一天的學習進度要完成2個單元」。
>
> 那就實際動手把這個進度輸入

計算到考試當天還剩下多少時間的方法

3個月後要考試
（主要利用週六、日學習）

①1個月中，星期六及星期日總共有8天
　→考慮到可能會有其他的安排，預計可以讀書的時間大概5天

②1天大概花4小時學習
　4小時×5天＝20小時

③距離考試還剩3個月
　20小時×3個月＝60小時

④預估要把教材全部讀完所需的時間
　→首先估算讀完1個單元的教材所需花費的時間
　〈ex.〉讀完1個單元需花費2小時，完整的做完30單元的
　　　　教材需花費2小時X 30單元＝60小時

了解在考試前還有完整
讀完一整份教材的時間

將進度規劃輸入google日曆的流程

1 開啟新分頁 ⊞ 點選❶，點選「日曆」❷。

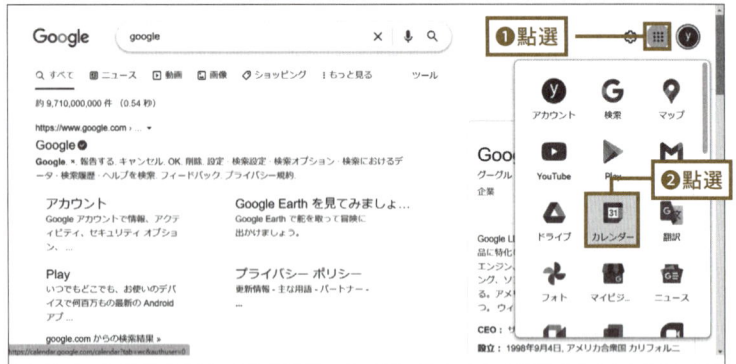

2 以游標點選進度規劃的日期以及時間

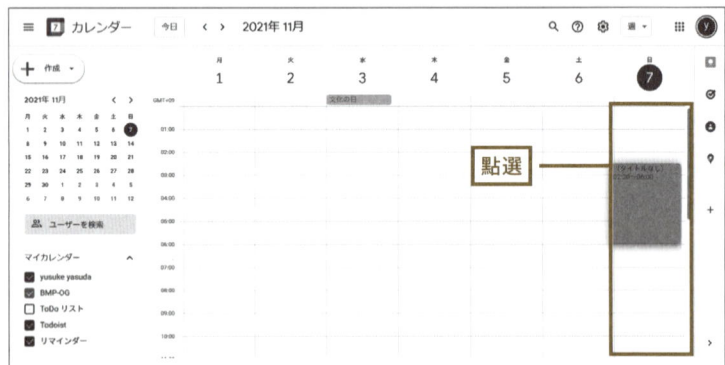

3 在標題輸入預計的學習範圍❶，點選「儲存」❷。

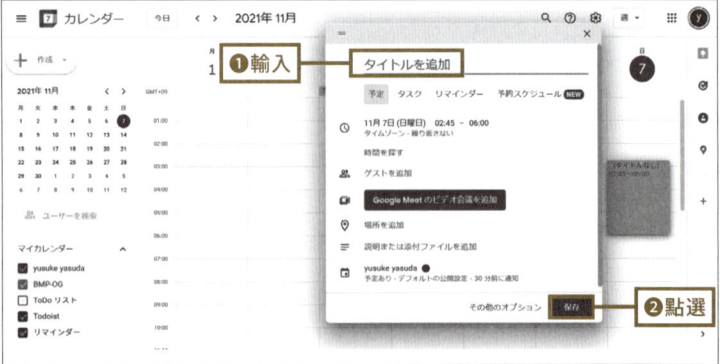

020

快速擬定進度表的4個步驟

STEP 1 決定要用哪一種教材、決定好要練習幾次

- 如果不清楚考試的範圍便無法擬定進度

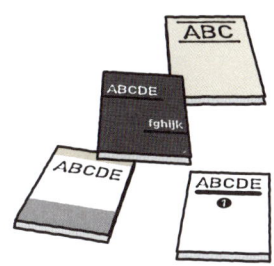

STEP 2 計算離考試還有多少的時間

- 先大略的計算時間

STEP 3 預估讀完教材需要花費多少的時間

- 邊計時邊試著完成1單元的練習

STEP 4 根據 STEP1~3 擬定進度

- 將進度規劃輸入google日曆並設定通知,相當地便利

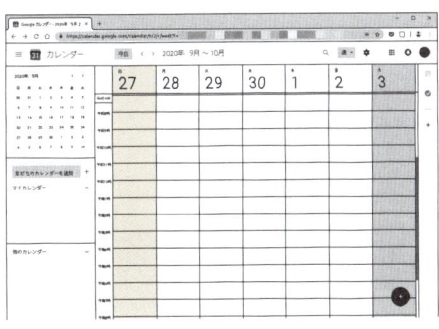

到google日曆吧。輸入方法請參考第20頁。

的休息時間，還能持續保持3小時的專注力嗎？我想這應該是非常困難的吧。

有ADHD傾向的人，使用多個行程管理工具，反而經常會導致管理變得不順暢。如果有這樣的情形，不需要勉強使用google日曆，可維持現狀，繼續使用自己習慣的管理工具即可。

> **確認「進度表的可執行性？」**

擬定進度後，希望能再次確認一件事，那就是重新思考「**進度表是否確實能順暢地執行？**」

舉例來說，如果從早上九點到傍晚五點有工作。學習進度安排在晚上返家後的六點到九點。這樣的安排真的有可能實際執行嗎？拖著一天的疲憊，沒有太多

在規劃學習進度時，需要同時考量學習進度前後的安排，並問問自己「在這個行程後，我還有辦法專心讀書嗎？」

讓我們再來看看其他的例子，因為「假日不用上班，所以一整天都來讀書吧」，那就「從早上9點讀到下午3點」，安排6個小時的學習進度」。但是仔細想想，這樣的安排也太強人所難。人能夠專注的時間有限，我們要**先冷靜地思考「自己能專注的時間有多長」，再以此為參考進行規劃**，這才是最重要的。

希望大家在安排進度時，能夠記住「要考量到學習時間前後的行程安排，擬定實際可行的進度」以及「考量現實中能持續集中注意力

後擬定後學習進度，也可能會出現預期之外，以至於無法確保學習時間、無法照規劃學習的各種狀況。因此在下一章節，我們將說明遇到這樣突發事件的應對方式，希望能夠作為大家的參考。

有時候，季節或天氣變化等外部因素，也會影響當天的身體狀態或學習進度。這種每天學習狀態的差異大家都會出現。請不要感到太過沮喪。最重要的是要**認知到自己的學習特性及傾向，並一步一步的改善**，這才是最最重要的事。

另外，是否能確實達成目標，除了要擬定可執行的進度外，還要確保能確實執行，這其實都比想像中還要難上許多。也可能要花上好幾年才會發現「好像變得比較好

擬定學習進度後的確認事項

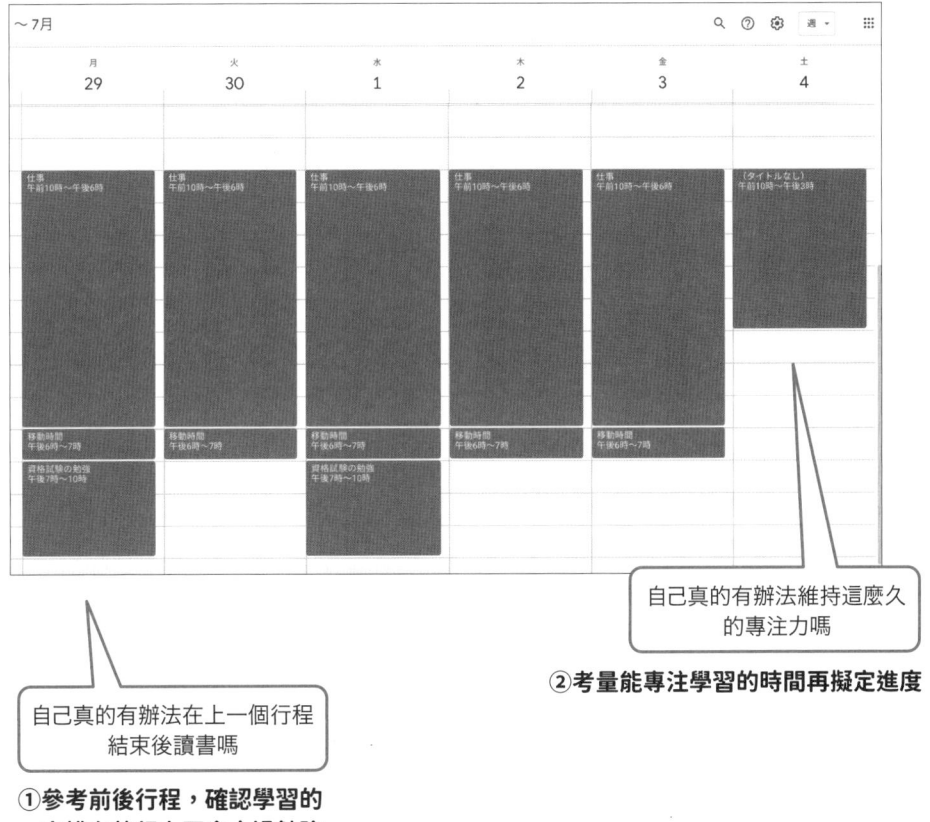

① **參考前後行程，確認學習的安排在執行上不會太過勉強**

自己真的有辦法在上一個行程結束後讀書嗎

② **考量能專注學習的時間再擬定進度**

自己真的有辦法維持這麼久的專注力嗎

了」。不僅是筆者，現在有越來越多有發展障礙的人深受是否能「擬定實際可行進度」、「按照進度執行計畫」這樣的問題困擾。因此我也希望大家不要放棄，持之以恆地找到適合自己的學習方法。

突然想讀不在計畫內的科目

對策
- 排除可能會引起衝動的刺激
- 當出現「衝動」的情緒，讓自己想起本來該做的事
- 打造一個不會引起「衝動」行為的環境

📖 事例　無法按照計畫學習

現在正拼命準備3個月後的日商簿記檢定考試。週末是專心學習的好機會，坐在桌前拿出題本，正要打開今天預定要學習的「會計分錄」，這時瞄到了目錄的另一個單元「試算表」。這麼說來，好像有聽朋友說過「試算表這個單元可是讓我陷入苦戰呢」，或許應該先從難度較高的單元開始著手比較好。我這樣想著，立刻打開了試算表的頁面。

幾個小時後，讀到一個段落突然回過神來發現，這麼說來，今天原本是預計要讀會計分錄才是，為什麼會讀了跟計畫不一樣的單元呢……？

💭 原因　重點是「衝動開關」的控制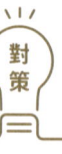

就採取動作，這種無法控制衝動的現象相當常見。

當冷靜下來思考，應該就會發現「跟著原先的計畫比較好」。但是，當腦中出現「朋友說這個單元很困難」這樣的訊息的瞬間，就無法壓抑想要讀那個單元的衝動。

在有ADHD的狀況下，只要「衝動開關」一被開啟，就很容易出現沒辦法照原計畫學習的狀況。

ADHD的其中一個特徵是「衝動」。這指的是不顧後果，一想到就馬上採取行動的行為。對有ADHD傾向的人來說，在思考前

024

第1章 想要改善無法照計畫執行的習慣

 解決方法

找到可以控制衝動開關的方法

排除可能會引起衝動的刺激

為了控制這個「衝動開關」，有幾個重點可以注意。

首先，最重要的是**排除可能會引起衝動的刺激**。大家可以先想想上一個例子。因為看到了和預定單元不同的單元項目，想起朋友說過的話，所以就開始做了原本沒有預定要做的單元。

像這樣，因為從眼睛接收到的資訊，而啟動了衝動性的開關的情況相當常見。為了避免這種狀況發生，要盡可能地打造一個不會接收到多餘資訊的學習環境。

排除可能會引起衝動的刺激

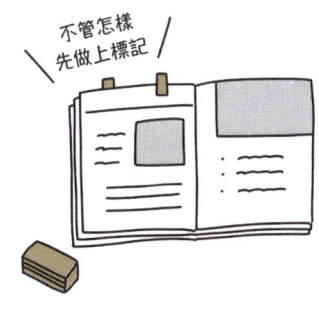

不管怎樣先做上標記

在不相關的頁面貼上標籤

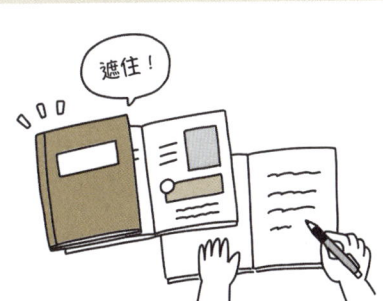

遮住！

遮住不相關的頁面後再開始讀書

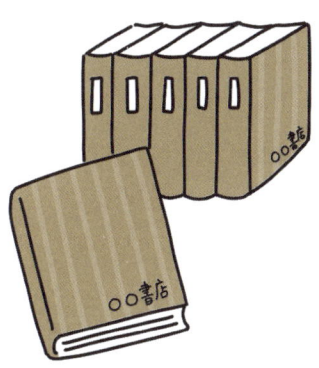

蓋住其他參考書的封面

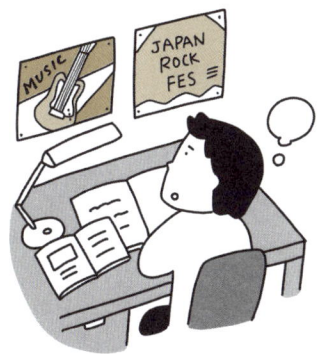

不在讀書的房間裡貼海報

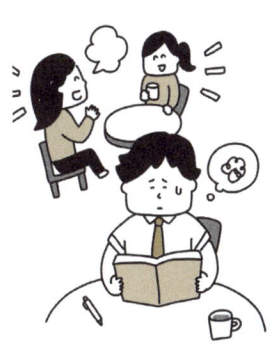

不要在容易聽到其他人說話的場所讀書

025

以上述的例子來說，我們可以試著先在不是這次學習進度的頁面貼上標籤，避免其他頁面進入視線，用這樣的方式應對。

另外，用墊板等工具遮蓋住預定科目以外的部分，來進行學習也很有效果。如果參考書是按照科目分冊的，也可以為參考書套上書套，避免看到封面。

此外，為了避免眼睛看到太多不相干的刺激，也不要在看書的房間內張貼海報。

如果會因為周圍人們的對話，而啟動衝動性的開關，就試著避開容易聽到他人對話的咖啡廳或客廳等場所來學習。

> **當出現「衝動」的情緒，讓自己想起本來該做的事**

預先建立一種機制，讓自己在產生「好想要這樣做啊！」的衝動時，能回想起原本「應該做的事情」，這也很重要。舉例來說，在書桌前面貼上一張寫著「現在是讀會計分錄的時間」的紙條，如此一來，當突然想要練習其他單元的衝動出現時，就能因為看到那張紙，達到提醒自己的效果。

> **打造一個不會引起「衝動」行為的環境**

更進一步，試著打造一個**即便衝動開關被啟動，也無法採取行為的環境**，這麼做可以有更好的學習效果。

萬一出現衝動的情緒，但卻無法採取行動，就能冷靜地想起原本應該做的事情。

舉例來說，把不是當天預計要讀的參考書放進抽屜裡鎖起來，就是個不錯的應對方法。此外，如果要外出讀書，只將那天預定要學習的參考書放入包包，創造出只能學習那個科目的狀態，這樣的方式效果也很好。

另外，為了要讓更容易看見，可使用醒目的彩色粗麥克筆書寫，並盡可能地把字寫得大一點。

再來，把這樣的提醒標語張貼在桌子、參考書、房間牆壁、手機等數個地方，讓自己隨時隨地都能看到，就更可以防止衝動性開關被啟動。

像這樣，預先做出一個只能學習規劃好要讀的內容的環境，就可以防止衝動行為出現了。

進入衝動狀態的應對策略

當出現「衝動」的情緒時，讓自己想起本來該做的事

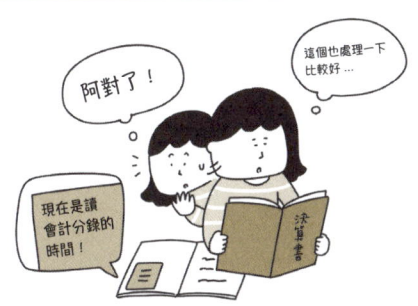

使用大張有顏色便條紙
寫上目前該做的事，盡可能貼在顯眼的地方

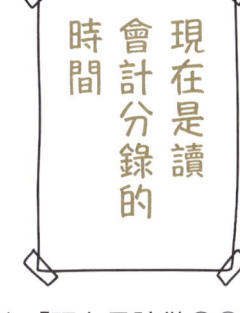

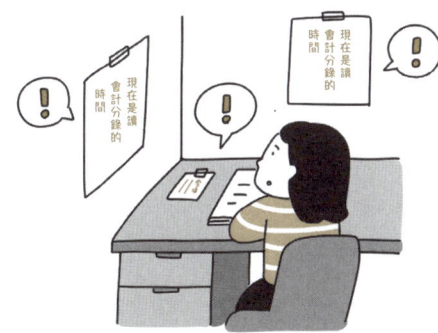

把寫上「現在是該做○○的時間」
的便條紙
貼在顯而易見的位置

貼在數個位置

打造一個不會引起「衝動」行為的環境

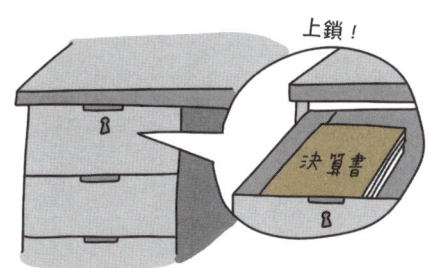

這個時間點不會用到的
參考書放進抽屜裡並上鎖

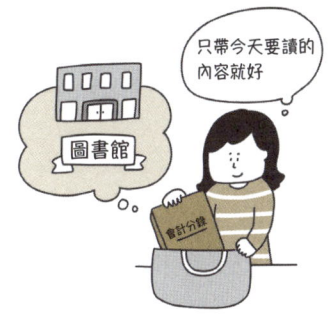

到外面讀書時，
只攜帶今天要讀的內容

如果出現計畫外的事，就無法執行原定安排

對策
- 將預計的學習時間拉長
- 在計畫中安排為了趕上延遲進度所需的補救時間

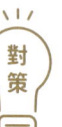

事例
特地擬定的進度表，卻無法如計畫執行

「可以麻煩你，在明天之前完成這個工作嗎？」

受到同部門的前輩委託，但是如果答應的話，就必須加班了。

雖然想著「好意思用這個理由拒絕前輩。如果不要讀證照考試的書……」，但又讀到很晚應該就沒問題了吧。我這麼想著，最後還是接下這份工作。

加班後回到家，坐到桌前開始準備讀證照考試的書。但是，當我看到預定的章節時，發現它比預期中的還要難。感覺讀到再晚也沒辦法完成原先安排的進度。「距離考試已經沒剩多少時間了，我真的能讀完嗎……」心裡感到非常焦慮，結果也沒辦法好好念書。

為了應對像突然加班等無法預測的情況，我應該要怎麼設定能在考試日之前，完成的學習計畫會比較好呢？

原因
「堅持講究的強度」及「衝動」是原因

對有ASD傾向的人來說，如果事先決定好的計畫發生變更，或是事情無法照計畫執行時，可能感到焦慮或是恐慌。這是於ASD特性之一，也就是「想按照自己決定的規則來進行事物」的這種**強烈的堅持**。

證照考試的學習進度，如果沒辦法依照自己想好的進度執行，便

028

第1章 想要改善無法照計畫執行的習慣

會出現「這樣真的能考過嗎？」這種強烈的焦慮感，會變得無法重新安排計畫，或是無法隨機應變。

另一方面，雖然都是無法依規劃好的進度學習，ADHD與ASD的原因又大不相同。舉例來說，是否曾出現過下面的狀況：

「有一天，同事邀請一起去參加聚會，雖然想著今晚應該要讀書的，但是也好久沒有和同事好好聊一下了。想著『那就早點結束聚會，回家再讀書就可以了』，就這樣去參加聚餐了。沒想到氣氛相當熱絡，還參加了二次會。回到家的時候已經精疲力盡，更不用說什麼讀書了。」

從這個例子我們可以看出，對於有ADHD傾向的人來說，「**衝動**」才是妨礙依照計畫學習的最主要原因。

以下將介紹數種擬定緩衝時間的具體方法。

> **解決方法**
> 擬定進度表時必須留有緩衝的空間

這種意料之外的事情，其實相當地常見。也就是說在擬定計畫時，這些事不應該變成影響進度的理由，反而應該把這些狀況當作「理所當然」的事情。

為了配合這種「突如其來」的事情，每次都重新安排行程是很費工夫的。

因此，我建議**在制定計畫時，以無法照計畫進行為前提，事先預留緩衝時間**（餘裕）。

> **將預計的學習時間拉長**

首先，**可將預計的學習時間估算的寬裕一點**。舉例來說，原本預想1個單元需要約2個小時讀完，在進度表中就要預留「3小時」的時間。

如此一來，即便稍微多花了一些時間，也不需要重新調整學習的進度。

特別是對於那些學習時間總是比預期長的傾向的人，請在行程表上記錄預估時間的1.5倍。

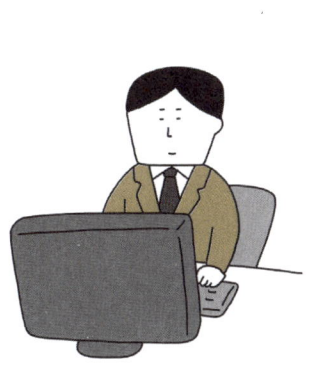

在計畫中安排為了趕上延遲進度所需的補救時間

當沒有辦法照著原定計畫學習時，可以試著將**「為了趕上延遲進度所需花費的補救時間」事先放進計畫中**。舉例來說，如果平常主要的學習進度安排在週末下班後的時間進行「延遲的進度補上」。相反的，如果計畫在平日進行學習，則安排週末的時間來彌補平日延遲的部分。

像這樣，事先決定好應對的方法，有ASD傾向的人就不易因焦慮而陷入恐慌的狀態，心情上也能更有餘裕的學習。而對有ADHD傾向的人來說，即便因衝動而影響到原先的計畫，也不至於造成太大的影響。

另外，不只是在腦中告訴自己

「利用平日補上延遲的進度」，而是確實在進度表上輸入「趕上延遲進度的補救時間」。如此一來，才不會在同一個時段安排其他行程。以這樣的方式，確實地把緩衝時間一併安排到進度表中吧。

在計畫中安排確認進度是否如實進行的時間

更進一步，在進度表中，每週安排一次，可以的話每天**都預留一個確認「是否照進度學習」的時間**。特別是當工作、私人行程、證照考試等……許多事情重疊在一起時，會更難掌握事情是否「如計畫進行」。對於不擅長多工的ADHD或ASD患者來說更是如此。

利用事先安排好的確認時間，冷靜地審視學習進度，確實掌握學

習狀況，如果有延遲的情形也可以重新調整。另外為了避免在同個時間安排了兩個以上的行程，也跟前一部分提到的「趕上延遲進度的補救時間」一樣，將確認的時間確實地輸入進度表中吧。

另外，透過輸入「趕上延遲進度的補救時間」，可以幫助我們以視覺化了解「在什麼時候、延遲了多少進度」，也可觀察在什麼狀況下（特定的星期或是時間點）學習的效果比較不好，並在下一次擬定計畫時進行改善。

預留緩衝時間的3個方法

❶ 將預計的學習時間拉長

- 預計2小時可以讀完的單元，在進度表上的學習時間可估為3小時

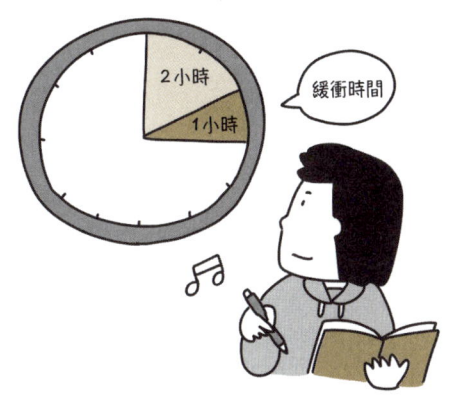

---

❷ 在計畫中事先放入為了趕上延遲進度所需花費「補救時間」

- 在週末預留可以補上延遲進度的補救時間
- 基本上在週末學習，預留平日工作結束後的時間補足沒趕上進度的部分

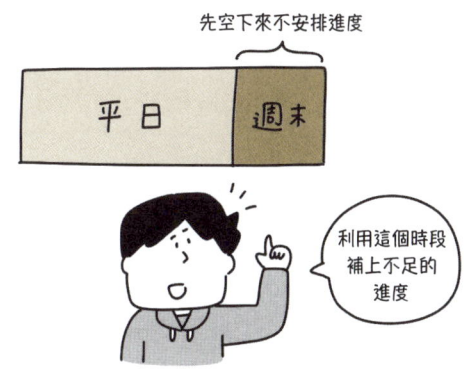

---

❸ 在計畫表中事先放入將確認進度是否如實進行的「確認時間」

- 每天或最少一週一次確認進度表的執行狀態
- 如果出現大幅度延遲的狀況，需再重新擬定進度表

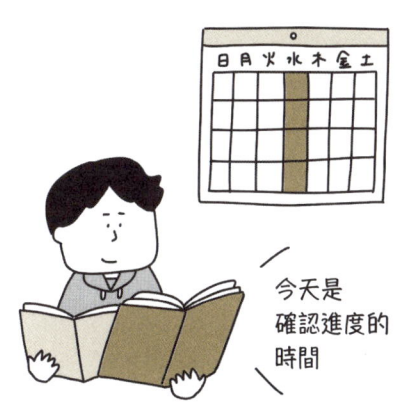

訊息太多令人困擾

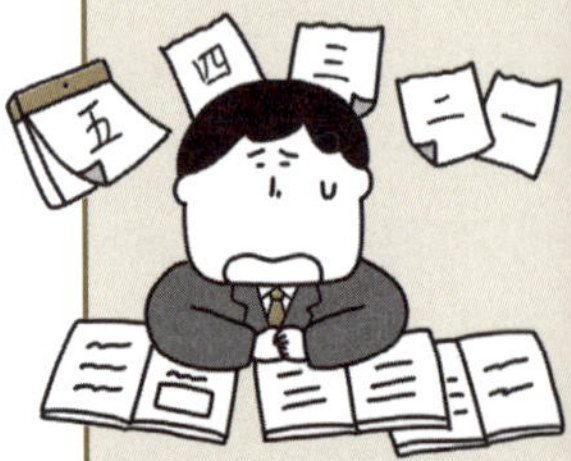

事例　容易受網路評論影響

為了想要盡可能有效率地準備證照考試，因此會定期確認網路上推薦的補習班資訊。

前天聽到有人說「A補習班的講師教得非常好」，所以立刻決定到A補習班上課。但是，一個月後，又發現了這樣的評論「雖然去了A補習班，但是成績沒有什麼顯著的進步，相較之下B補習班的講義更好理解，非常推薦。」

看到這樣的評論，又開始煩惱是不是換到B補習班比較好啊……。

受到網路評論的影響，開始感到困惑，不知道到底要去哪一個補習班比較好了。

原因　ADHD易衝動及ASD追求完美主義，兩者皆易受外在資訊左右

ADHD「衝動」的特質使其易受網路評論影響。當一看到相關資訊，就會在還沒冷靜思考之前，就認為「果然還是這個補習班比較好啊」，出現這樣的負面想法。導致出現不停地更換補習班、遲遲無法決定要去哪一家補習班……類似這樣的狀況。

「完美主義」則是有ASD傾向的最大敵人。因為容易出現「想要在收集到最完整的資訊後，才能找出能有最佳學習效率的補習班」這種想法。因此，他們會花費過多的時間在資訊收集上，或是過度煩惱到底是不是該選擇這間補習班，結果始終無法開始學習。

對策

- 將優缺點製表
- 實際體驗看看是否適合

032

第 1 章　想要改善無法照計畫執行的習慣

這些不是只有在選擇補習班時才會出現的問題。在學習過程中，對於使用的教材，也有很多人會因為受到大量評論的影響而難以做出選擇。

解決方法

不受網路評論左右，選擇適合自己的補習班及教材

不管是有ADHD或是ASD傾向的人，都有容易受到網路評論影響的困擾。接下來將會介紹不受評論影響，找出適合自己的補習班及教材的方法。

將優缺點製成表

為了找到適合自己的補習班，我推薦將不同補習班的**優缺點製成表**進行比較。將自己「為什麼要去補習班」、「為了達到目的有哪些『必備條件』」等資訊以文字呈現，並加以比較。

如此比較一下，就可以相當清楚的發現B補習班是最符合自己需求的選擇。

舉例來說，如果是希望「可以問到自學時無法理解的範圍，所以想要去補習班」，那就需要考量「是否有完善的一對一教學制度」、「不是用影片教材學習的課程，而是由講師親自授課的課程形式」、「比起團體授課，選擇更容易發問的個別授課形式」等條件以符合需求。

另外，像是「離家近」、「補習費用在○萬元以內」等，也是能讓自己持之以恆的去補習班學習，不半途而廢的條件。

將這些訊息統整後，就可以得出如第35頁那樣，用一張表格來確認候選的補習班在多大程度上符合這些條件。

當然，網路評論也有其參考價值，但是畢竟只是「符合其他人的條件」的資訊。重要的是，要針對自己的需求選擇補習班及教材，並且以自己角度判斷並視覺化呈現。因此，將優缺點製表進行比較，是非常有效的方法。

實際體驗看看是否適合

即便做好了優缺表，有時也會出現結果大同小異而無法下決定的狀況。這種時候，應該做的就是**實際體驗看看**。

補習班的話，可以申請體驗課程。參考書的話，則可先到圖書館借閱，或是跟朋友先借幾天看看。

如此一來，就可能會發現「A補習班的老師相當親切，問問題也沒什麼壓力」、「B補習班的CP值不太高，花的錢跟得到的成效不成正比」、「C參考書的說明比較仔細易懂」、「D參考書用了大量的插圖相當有趣」等，像這樣的新發現。

有些資訊是在製作表格的階段無法得知的，所以最終還是實際去看過、使用過，以自己的感覺判斷再做選擇最保險。

與了解自己的人討論

有些人即使製作了優缺點表，甚至也實際體驗過，但還是很難一個人做出決定。如果沒辦法自己決定的話，比起參考網路上的評價，**不如與了解自己的朋友討論更實際**。網路上的評價只能說是「寫評論的人的個人意見」。除非你本身的思考方式及特性與其類似，這個評論才有參考的價值。

但是，網路大多沒有說明「寫評論的人具有什麼樣的人格特質及思考方式」。如果參考書的想法及特質與自己不同的人寫出的意見，可能會得到跟優缺點表完全不同的結果，這樣的訊息就可能沒有太大的參考價值。

基於這樣的考量，可以多請教熟悉自己的學校老師、雙親、前輩或周遭友人，他們多半會從「從這個觀點來看，我覺得這個比較適合你」的角度給予建議。當然，也不能盲目的相信他人建議，當出現「這兩個之中，我該選擇哪一個才好？」、「實在是沒有辦法一個人做決定」這樣的狀況，再找了解自己的人談談吧。

034

將優缺點製表

為什麼要去補習班？

針對自學無法理解的內容希望可以有請教的對象

為了達到目的的必備條件

①有一對一的教學制度
②不使用影片的遠端課程，而是講師直接授課的教學方式
③選擇容易發問的個別授課形式

要能持續前往補習班的條件

① 離家近交通便利
② 補習費用在○萬元以內

	A補習班	B補習班	C補習班
導師制度	○	○	○
不是遠端課程	×	○	○
可選擇一對一教學	×	○	×
離家近	×	○	×
補習費用在○萬元以內	○	×	×

選擇最符合自己考量條件的選項

12 不知從何下手比較好

事例 即便想學習也不知該從何下手……

我預計半年後參加TOEIC考試，在官方網站查詢了考試內容，聽力100題、閱讀100題，合計200題，以劃卡方式進行測驗。

雖然到這裡我都了解了，但具體來說，到底應該從什麼內容開始著手，卻完全沒有頭緒。

先背單字比較好呢？還是專心學習文法比較好呢？或是直接練習問題比較好呢？

對策
- 參加模擬測驗掌握不擅長的科目，再決定優先順序
- 依照配分及出題率決定優先順序
- 配合測驗及取得證照科目的決定優先順序

原因 不管有ADHD或ASD的人皆不擅於決定事情的優先順序

有ADHD或有ASD傾向的人，都**不擅決定事情的優先順序**。

有ADHD傾向的人，因為「衝動」的特質，會衝動地開始閱讀眼前的教材、衝動地只學習自己想學的科目，而無法執行既定的學習計畫。

像這樣沒有安排優先順序、無計畫性的進行學習，導致常常在考試前，也沒辦法讀完考試範圍的狀況出現。

同樣地，有ASD傾向的人也不擅長擬定優先順序，但造成這種狀況的原因兩者並不相同。

有ASD傾向的人因過於固執講究，導致無法客觀分析，會以

036

「自己的規矩」做為排定優先順序的標準。

舉例來說，「我想要從教材的第1章開始依照順序練習」、「想要依照文字順序背誦單字」等類似的堅持。

因為這種「自己的規矩」並不一定就會是最有效率的學習順序，導致常會出現考試結果不如預期的情況。

> **解決方法**
> 先試著參加模擬測驗，參考結果再決定優先順序

不管是有ADHD或是ASD傾向的人，都必須以客觀的角度排出合適的優先學習順序，這樣才可達到提高學習效率的效果，並同時累積應試的信心。因此，能以「客觀」的角度做出分析，就比其他事情都來的重要。

決定優先順序的2種方法

❶ 參加模擬測驗掌握不擅長的科目，再決定優先順序

- 先接受模擬測驗
- 分數比較低的單元優先學習
- 如果所有單元分數都不高，優先目標就是先把教材從頭到尾讀一遍

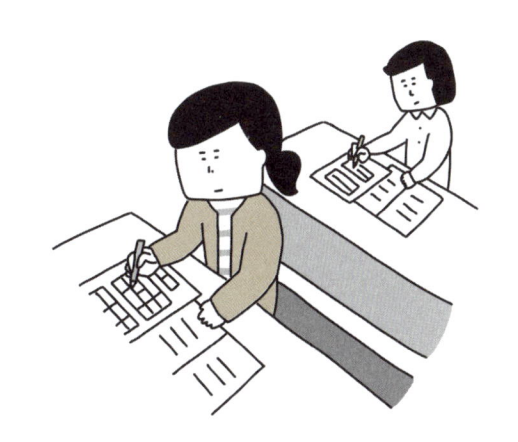

❷ 依照配分及出題率決定優先順序

- 確認官方網站或是參考書上所說明的配分及出題率
- 配分及出題率高的單元優先學習

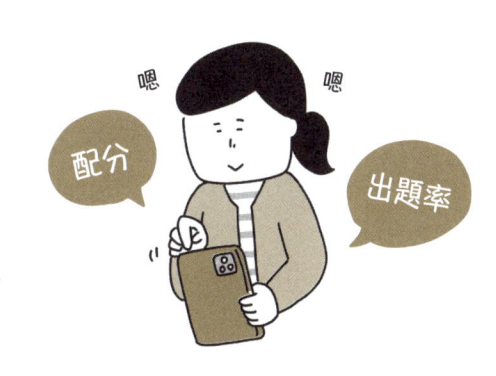

以下將介紹以客觀的角度排定優先學習順序的方法。

根據資格考試的種類，有些證照考試可能沒有提供模擬測驗，這時候可以試著練習考古題。完成後計算分數，分數低的部分優先擬定練習時間，這樣才能更有效率地朝合格的目標前進。

資訊，有時候官方網站也可以找到相關的公開訊息。先確認這些資訊後，再來排定學習的優先順序吧。

參加模擬測驗掌握不擅長的科目，再決定學習的優先順序

為了能更客觀地安排合適的學習優先順序，非常建議大家**參加模擬考試**。如此一來，就可透過分數，就能一目瞭然地知道自己在考試範圍中，較不擅長哪個領域。

舉例來說，試著做TOEIC的模擬試題，如果短文填空分數很低，就知道需再多加強文法的部分。另外，如果聽力的分數比較差，就可知道要多練習英文聽力。如果整體的成績都不太好，那可能是因字彙量不夠影響內容的理解，或許應該從背單字開始準備。接受模擬測驗，可以客觀地掌握自己不擅長的部分，並採重點式

依照配分及出題率決定優先順序

另外，「**配分**」及「**出題率**」也是在排定學習優先順序時非常好的參考標準。要能通過測驗，其實不一定需要將所有的題目都完美地解答，只要取得超過合格標準的分數即可。因此，在學習時以配分高、出題率高的題目為主，就會是非常有效率的學習方式。

以TOEIC為例，簡短的詞彙、文法問題，比較容易在短時間內提高分數。相較之下，考量到熟悉長篇文章所需的學習量和時間，在短時間內提高長篇閱讀的分數並不容易。因此，想要在短時間內提高分數的人，應該著重詞彙、文法的練習；如果比起分數更想確實培養閱讀能力的人，則應該致力於長篇問題。就像這樣，確認好自己的

配合測驗及取得證照目的決定優先順序

再來，雖然不是每一個證照考試都適用，但是我們也可以**依照「學習的目的」來排定學習的優先順序**。

在證照考試參考書的前半部或後半部大多可找到配分及出題率等目標，就能做出合適的安排。

038

第 2 章

想要改善沒有心情努力學習的狀態

過度專注、早起對策

不少人都有類似的困擾：總是避開不擅長的科目，只讀自己拿手的科目。明明想要早起讀書卻起不來，要怎樣才能更有「幹勁」呢？但這些狀況也可能是「過度專注」或「睡眠障礙」所出現的特性及症狀。本章節將探討相關的應對策略。

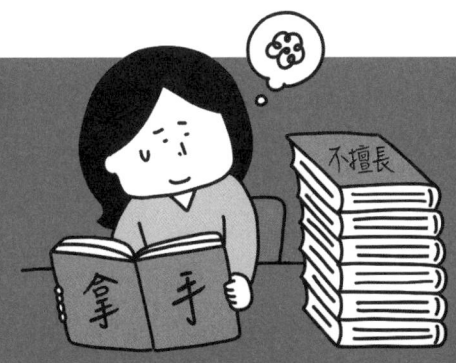

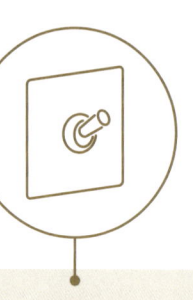

只練習自己擅長的科目

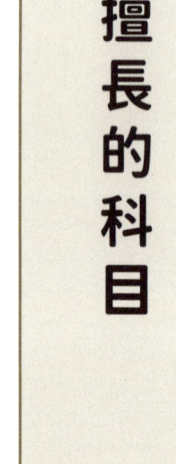

對策
- 避免過度練習擅長的科目
- 視覺化呈現學習時間的分配
- 參考擅長科目的學習節奏擬定計畫,維持學習動力

事例 專注於練習擅長的科目而忘記時間

今年想要參加公務員考試,因為擅長數學,所以非常喜歡解「數學相關」的題目。最近還曾出現一不注意就在書桌前坐了超過5個小時,都在練習數學相關的題目。不禁覺得這麼努力的話,考試根本就可以輕鬆拿下沒有問題。

但隨著考試時間逼近,所以試著做了模擬試題,出現了讓自己相當震驚的測驗結果。擅長的數學領域拿了近滿分的分數,但是因為不擅長、在不知不覺疏於準備的「文章理解」的幾乎沒有拿到分數。好像是過於專心準備自己擅長的科目,而忽略了自己不拿手的科目呢……。

原因 針對自己擅長的科目容易陷入「過度專注」的窘境

進入被稱為「**過度專注**」的狀態,即便經過很長的時間,也不會感到痛苦。也因為這個特質,在學習過程中常出現長時間陷入自己擅長的科目而忽略不擅長科目的狀況。

這個狀況在有ADHD傾向的人當中也會出現。因ADHD「**注意力不足**」的特徵,導致注意力容易分散,難以持續專注學習。但是,只要遇到自己有興趣的領域,反而會出現因過度投入,無法切換到其他行動的狀態。

有ASD傾向的人會在不知不覺中持續研讀自己有興趣的科目,不管ASD或是ADHD,對

解決方法

避免過度只練習擅長的科目

打造一個避免「過度專注」擅長領域的學習環境，最簡單的做法是「**事先設定好學習的進度，並依照進度，使用計時器計時**」。

事先決定好「○日的□點到△點讀××」，並且配合結束時間設定計時器。當計時器的聲音一響起，就一定要停下來休息，如此一來，就可以避免持續陷入過度專注的狀態。

另外，如果有家人或朋友在身邊，也可以事先告知他們預計結束的時間，請他們時間到就來提醒。

避免過度專注只練習擅長科目的方法

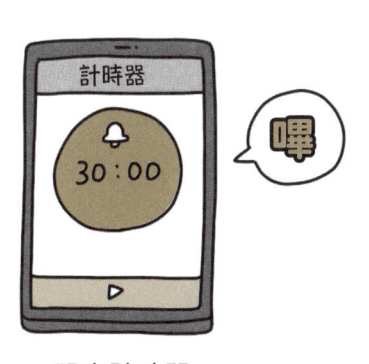

設定計時器

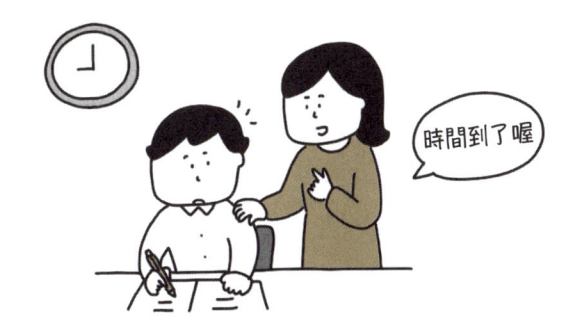

請家人或朋友協助提醒時間到了

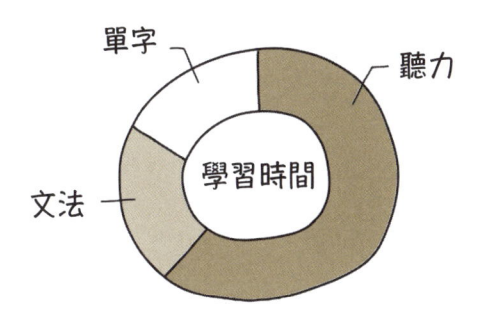

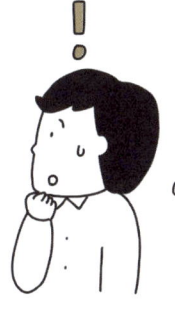

將學習時間以視覺化方式呈現

你。由於進入過度專注的狀態時，有時候會出現聲音太小就聽不見的狀況，這時候可以請他們探頭靠近你說話，或是拍拍肩膀來提醒。

把學習時間轉化為視覺圖表。這是一個可以簡單地把「做了什麼事、做了多久」以圖表呈現的時間管理工具。

> 視覺化呈現
> 學習時間的分配

另一個避免過度專注學習特定科目的方法，就是將「哪個科目、學習了多久」這樣的時間分配，以視覺化呈現。

當進入過度專注的狀態，就無法明確地感受到「時間的流逝」。因此，常出現沒有感覺到「在這個科目花費的時間，遠比其他科目太多了」這樣的狀況。甚至即便只讀了10分鐘不擅長的科目，體感時間卻可能覺得比讀了擅長科目的3個小時，還更久的時間。

我建議可以利用 **toggl** 這個工具

toggl 的優點是它可以設定專案，並針對每個專案測量時間。以日本公務員考試為例，可以依照考試科目分成「數學相關」、「文章理解」、「人文科學」、「自然科學」及「社會科學」等設定專案。在點擊計時的「開始按鈕」之前，先選擇專案。這樣一來，就可以用圓餅圖的形式看到各單元花了多少時間學習。

如果有特定科目明顯的花了比較多的學習時間，就有可能是不小心進入過度專注的狀態。可以像這樣，一步步針對不同領域的學習時間慢慢的進行調整。

> 參考擅長科目的
> 學習節奏擬定計畫，
> 維持學習動力

如果對於在學習擅長科目會不自覺湧出學習鬥志，甚至過於專注到忘記時間的人，**可以試著把擅長的科目，放在比較沒辦法打起精神的學習時段**。

舉例來說，如果有「星期二因為工作會議比較多，所以容易感到疲倦」、「週末不太想要坐在書桌前」等想法。這種情況下，擬定進度時，可以試著將擅長的科目排在這些時段，這樣可能更能提升自己開始讀書的意願。

只憑靠意志力很難維持學習的動力，所以還請務必試試看這些小技巧。

toggl的使用方法

1 於https://accounts.toggl.com/track/signup/ 註冊帳號。

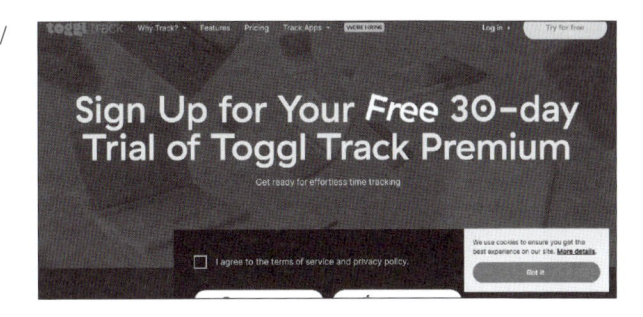

2 在左側選單中選擇「Projects」❶。之後點選右上角的「New Project」❷。依照科目（學習類別）登錄專案（例：「聽力」、「文法」、「單字」等）

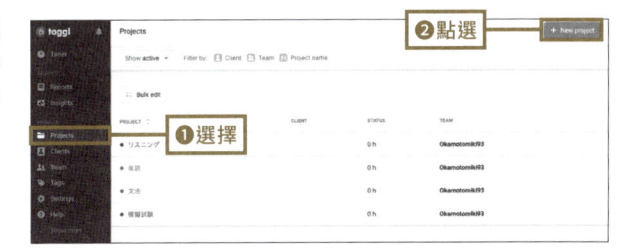

3 於左側選單中選擇「Timer」。在開始學習時點選右邊的「開始」按鈕。學習結束時點選「停止」按鈕。如此一來就可以正確的紀錄學習時間。計時期間可以在項目名稱處輸入像是「教材P105~108」等資訊，以便紀錄學習範圍。另外，點選項目名稱右方的資料夾符號，便可選擇稍早登錄的「Projects」＝科目（學習類別），只要設定好「聽力」、「文法」、「單字」等類別，之後就可以依照分類統計學習時間。

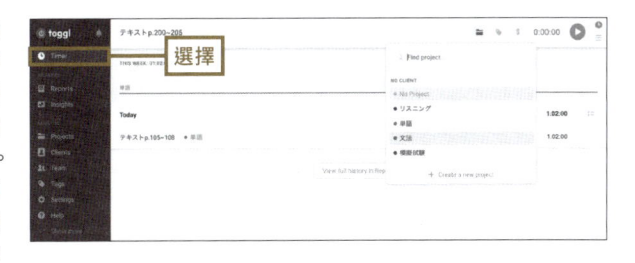

4 於左側選單中選擇「Reports」就可確認每週每天的學習時間及各別科目的學習時間。也可以確認是否有某個科目花了特別多的學習時間。

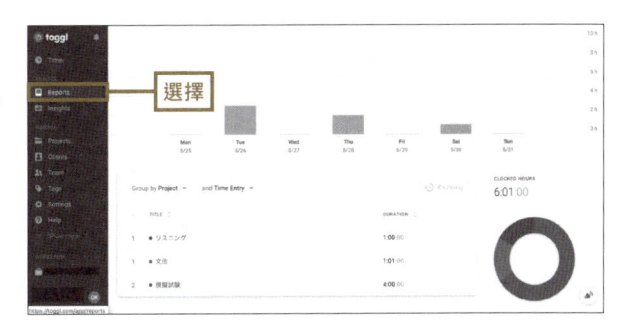

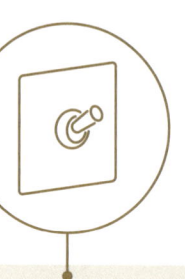

不擅長的科目總是讀不進去

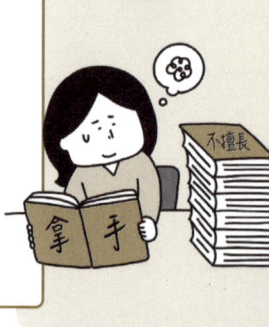

對策
- 針對不擅長科目用漫畫或YouTube等學習資源，激發學習動力
- 前往補習班加強不擅長的科目
- 完成不擅長的科目練習時，給自己一些「小獎勵」

事例 排斥學習不擅長的科目，就這樣到了考試的日子

已經開始準備幾個月後的證照考試，為了要能合格，必須同時好好的均衡地學習數個科目。但是，擅長的領域練習題進展神速，而不擅長的領域，實在是打不起精神練習。即便開始練習，也很快就分神無法專注。

就這樣，不知不覺的距離考試只剩下一個星期，匆匆忙忙地開始

原因 有興趣的科目相當有限

讀起不太擅長的領域，但完全無法理解，也變得越來越焦慮了……。

如前一章節所述，有ASD傾向的人有**有興趣的領域相當有限**。除了對於特定領域有強烈的堅持外，對於沒有興趣的事物，不僅是相關知識完全記不住，也提不起學習的動力。

解決方法 了解發展障礙的特性及應對方法

如果這種狀況一直持續下去，旁人看來就很容易覺得「是不是在偷懶啊」，而當事人也很容易陷入

的狀況。對於有興趣的事物可以專心研究好幾個小時，甚至陷入過度專注的狀態，但是對於沒有興趣的科目，即便開始學習也馬上分心，不僅錯誤百出，甚至在學習途中就直接放棄。

有ADHD傾向的人也一樣

044

第 2 章 想要改善沒有心情努力學習的狀態

「我怎麼一直無法下定決心好好學習」的沮喪中，也常因此出現喪失信心的狀況。

但是，這些都是因為ASD、ADHD的特徵所致，既不是偷懶、也不是缺乏動力。所以我們要針對這些特性，採取相對應的處理方式。

針對不擅長科目用漫畫或YouTube等學習資源，激發學習動力

不想讀不擅長的科目，我們可以解讀為：對那個領域的內容沒有興趣。如果是這樣，我們就可以試著想想要如何**改變「學習方法」，提高學習的興致**。具體來說，可以試著利用漫畫教材或是YouTube影片教材等學習資源。

以簿記為例，像是「看漫畫輕鬆學習日商簿記」系列（暫譯，JMA Management Center Inc)，故事中的主角在被裁員後，為了回到原先的職場，決定要考取日商簿記的證照。就在這樣的故事背景下，開始說明各個科目的學習內容。像這種，以各種證照考試為背景的漫畫還不少，大家可以試著找來看看。

另外在YouTube也有不少說明證照考試重點的影片。Youtuber為了增加瀏覽次數，下了不少工夫，會盡可能的讓影片的呈現不煩悶無趣。也有不少統整「觀眾覺得困擾的重點」這類的影片，相當實用。儘管如此，因為YouTube沒有監修的機制，所以也可能出現內容有誤的狀況。因此，比起只利用YouTube學習，最好也要有其他的教材輔助比較好。

前往補習班加強不擅長的科目，善用補習班的影音教材

只針對不擅長的科目，到補習班進行加強學習，並善用影音教材

，這樣也是相當有效的做法。除了透過講師的說明能更容易理解學習內容外，因為繳交了高額的學費、又有固定的學習時間，就會營造出「不得不學習」的氛圍。雖然不擅長，但在這樣的安排下也必須好好學習了。

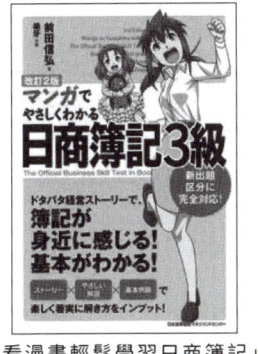

「看漫畫輕鬆學習日商簿記」（暫譯）系列，利用漫畫更容易提升學習興致

045

以更有「系統性的學習」，這也是補習班的優勢。我們可以看看商學名校「GLOBIS Management School」的課程，「確認金融學的基礎概念」、「現金流量的增量分析與事業獲利能力的驗證」、「評估企業價值（valuation）的基礎及資金調度」、「價值評估及投資判斷」等等，可以更有系統的學習金融知識。

因為累積了為數眾多的學生學習實例，補習班的影音教材會參考學生的學習狀況進行調整，因此更容易理解。避開不擅長的科目，除了單純的「就是看不懂」，所以無法理解學習內容。如果是這樣的狀況，好好的利用體制內補習班的課程或影音教材，對於學習應該會有相當的幫助。

完成不擅長的科目練習時，給自己一些「小獎勵」

針對沒有興趣的學習內容，還有一個小技巧，就是可以準備「獎勵」讓自己更有學習的動力。什麼都可以當作獎勵，像是「今天有好好學習那明天就休息一天」、「讀到〇頁結束，就到便利商店買個東西」。想像看看什麼樣的獎勵可以激勵自己認真學習。

因此，我希望大家能先認知到「在學習不擅長的內容時，速度會比較慢是理所當然的，也無可避免的會花費更多的時間」。

這麼一來，在安排學習進度的時候，將不擅長科目的學習時間拉長到其他科目的2～3倍，即使參考書看了2遍還是看不懂也不需要氣餒，只要再讀幾遍就能逐漸理解。根據考試的不同，或許也能制定出「不擅長的領域只掌握最低限度該理解的部分，然後大幅提高擅長領域的分數」這樣的策略。讓自己盡可能在不要有太大的壓力下準備考試。

利用有限的時間學習，如果是不擅長的領域，有不少人在學習過程中，會因對內容的理解以及專注力下降而感到焦慮，導致在閱讀參考書或教材影音內容時，完全無法吸收，對精神健康上也有相當不好的影響。

需了解比起其他人，在學習不擅長的科目時會花費更多的時間，不要因此感到焦慮

如同前面所提到的，有ASD及ADHD傾向的人，對於沒有興趣的領域不僅無法吸收相關知識，也可能出現半途而廢的狀況。

克服學習不擅長科目的3種方法

①使用漫畫教材或YouTube影片更容易提升學習動力

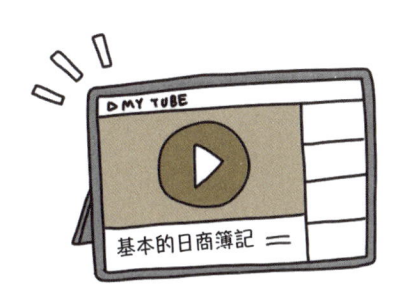

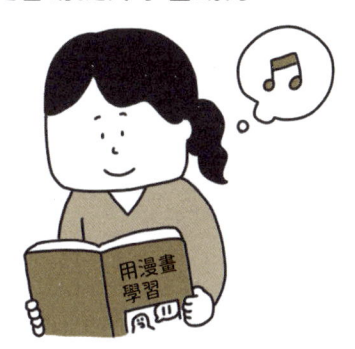

②前往補習班加強不擅長的科目,善用補習班的影音教材

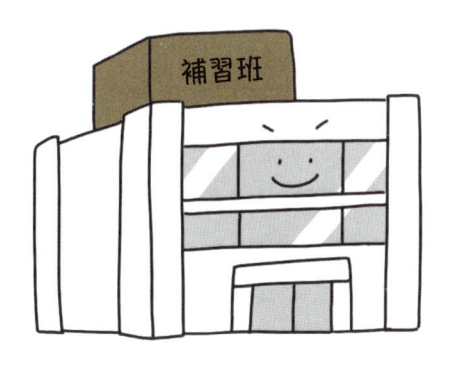

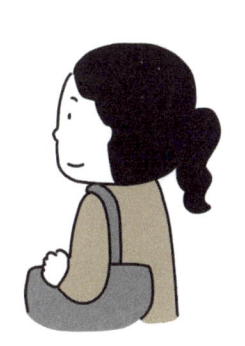

③完成不擅長的科目練習時,給自己一些「小獎勵」

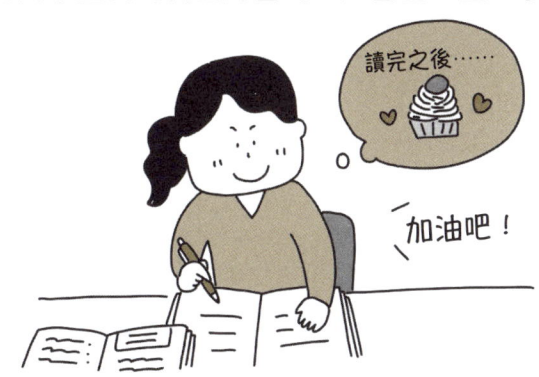

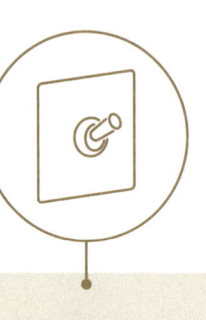

無法持之以恆地學習

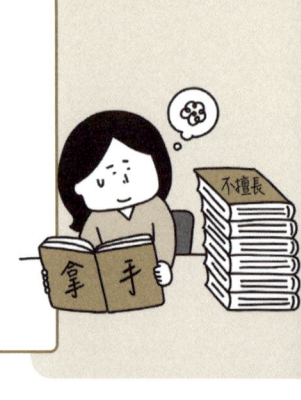

對策
- 縮短學習里程的期限,並設定多個學習里程
- 如果自主管理進度成效不彰,可尋求他人協助

事例
沒辦法每天持之以恆地進行學習

即便為了應考日擬定相當餘裕的學習進度,但卻常常沒有辦法好好地按照計畫執行,導致到考試前才臨時抱佛腳的狀況。

舉例來說,若要考TOEIC考試,訂定了「6個月後要考到○○分」這樣的目標,並制定後續的學習計畫:

- 使用2本參考書及1本考古題
- 參考書每本各讀2遍,考古題做4遍
- 第1個月完成參考書①,第二個月完成參考書②
- 第3~4個月複習參考書①、②,第5~6個月安排4週練習考古題

已經確認過學習進度表有預留足夠的緩衝時間,不會太過勉強,但是實際執行下來,因為工作及其他私人的安排,導致無法按照計畫完成參考書。結果,直到考試前1個月,」慌慌張張地將參考書①和

明明都已經擬定了可以每天慢慢學習的學習進度,但考前臨時抱佛腳的學習方式卻沒有改變,最終還是沒有在考前,確保足夠的學習時間……。

想要跟著進度表推進學習,我到底該怎麼做才好呢?

歷屆試題做了1遍,就這樣上場應試了。

048

第2章 想要改善沒有心情努力學習的狀態

原因 有些人只靠擬定進度表並無法改善學習狀況

在第1章針對ADHD以及ASD不擅長安排行程的部分，已經有提出相關的應對策略。

但是，對於ADHD「衝動」傾向較明顯的人來說，即便採取第1章建議的方法擬定進度，也可能沒有太顯著的效果。

即使知道「必須要跟著進度執行」，當天又可能有其他趕著要做的事情，導致無法有所進展。有時候即便進度中安排了充裕緩衝時間，卻也沒辦法確實執行。

解決方法 縮短學習里程的期限，並設定多個學習里程

如果設定的學習里程較長，就難有重新擬定計畫，或是調整目標的機會。

對於有心想要照進度執行的人來說，也會因為無法確實執行而感到焦慮，越來越沒有辦法以輕鬆的心情準備考試。

對於即便擬定進度也在執行上有困難的人，可以試著**縮短學習里程（中間目標）的時間，設定多個學習里程**。

以本章TOEIC考試為例，可參考下述方式設定學習里程。

・為了1年後TOEIC可以考到至少○○分，每個月都要接受TOEIC測驗。並設定小階段的目標分數。

可以透過每個月的考試確認自己的學習狀況，維持學習動力。舉例來說，現在的分數是600分，1年後的目標分數是800分，那可以把下個月目標分數設定為620分，再下一個月的目標設定為640分……像這樣慢慢地調升目標分數。

如果直接將目標設定在1年後，可能很難維持每天學習的動力，但若是每個月都有一個目標分數，就能繃緊神經持續每天學習了。

即便進度不如預期，也可以以下一個月為目標進行調整，避免進入「沒有補救時間」的窘境。

如果自主管理進度成效不彰，可尋求他人協助

如果縮短學習里程的時間、設定多個學習里程這個方式依然成效不彰的話，**尋求他人協助也是一種方法**。特別推薦「自費前往補習班，尋求講師協助管理進度」。

這裡我們特別要注意的是「自費」這一點，自費會讓自己更容易產生「因為花了自己的錢，一定要好好利用補習班，得到一定的效果才行」這樣的心情。

因為有這樣的想法，更能讓自己下定決心，抱持著「必須在有萬全準備的狀態下上課，事先預習找出不清楚的地方」、「集中精神聽課」、「為了要上到更高階的課程，在小測驗中努力取得好分數」這樣的態度學習。

另外，有些講師不僅會管理學習進度，還會針對個人提供適當的學習方法、維持動力。

不需要一個人面對無法照進度學習的不安與焦慮，當學習碰壁的時候也可諮詢講師的意見。有許多人透過這樣的方式，讓自己能以更專注且餘裕的心情準備考試。

有些人會因為自己沒有辦法達成學習里程目標，而出現「那我再繼續努力下去有什麼意義」、「我應該不適合讀書吧」這樣的想法。也可能因為無法如計畫有所進展而放棄學習。對於有這樣想法的人，我希望你們能了解，大多數的人都沒有辦法百分之百的照計畫執行。

在筆者經營的Kizuki公司中，有員工擁有被大家一致認同相當難考取的註冊會計師（CPA）證照。在這些人準備考試的期間，也幾乎沒有遇過能完全照著計畫毫無失誤學習的人。因此，抱持著「執行率有80%就OK了」這樣的心態非常重要。

講師與自己是否契合也相當重要，因此可以先想想：①學習上不擅長的部分（是較不擅長擬定進度還是學習續航力不足）、②怎麼樣的學習方式可以讓自己更努力（喜歡嚴格一點的老師，或是希望以鼓勵的方式激勵學習動力）。

不要陷入完美主義的泥淖

在透過學習里程確認進度時，有ASD傾向，特別是對於事情認

知非黑即白的人，有一點必須特別注意。那就是**「不要陷入完美主義的泥淖」**。

學習里程的設定範例（以TOEIC為例）

- 2021年11月的分數　600分
- 2022年11月的分數　800分

⬇

切分更小的目標學習里程

- 2022年 2 月　650分
- 2022年 5 月　700分
- 2022年 8 月　750分
- 2022年11月　800分

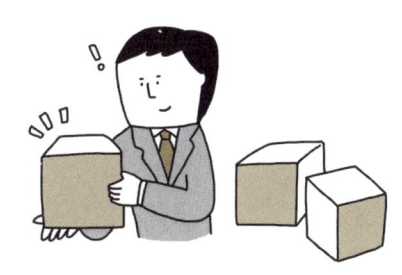

⬇

如果自己沒有辦法好好的執行時……

尋求他人協助

- 自費前往補習班學習

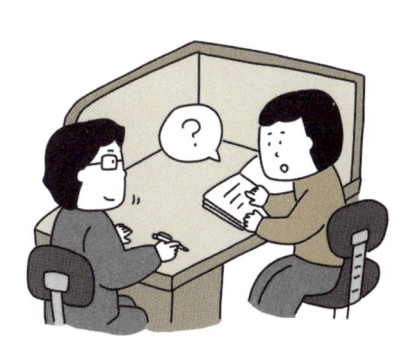

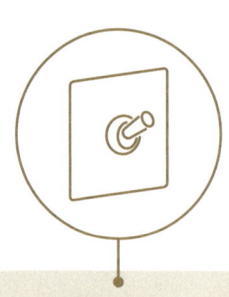

失眠、睡眠不充足導致頭腦無法順利運轉

對策
- 避免明亮的光線
- 避免聲音

事例

無法馬上入睡以致睡眠不足。頭腦無法運作，學習的內容也吸收不了

最近，躺到床上後要過了好久才能睡著。明明都盡量在晚上十一點上床，有時卻要到凌晨三點左右才睡著的情況。

在公司裡也不自覺放空，因為沒睡飽頭腦也不大靈活，證照考試的準備也沒辦法有太大的進展，真的讓人傷透腦筋。

另外，有ASD或是ADHD的人，也不少人對於聲音或光線等特定刺激，會出現過度反應的「**感官敏感**」現象。感官敏感分為對光線或鮮豔的顏色會出現過度反應的「視覺敏感」以及對太大聲、過高或過低頻的聲音會感到不適的「聽覺敏感」兩種。有這類感官敏感困擾的人，只要有些微的光線或聲音就會對睡眠造成相當大的影響，需特別注意。

原因

「感官敏感」阻礙睡眠

有ASD或ADHD等發展障礙的人當中，有不少人有難以入眠或淺眠易醒的睡眠困擾。雖然目前尚無法確定原因為何，但推論有ADHD傾向的人，可能是因為白天過度專注，導致大腦異常活絡，因為早上八點就要到公司，睡眠時間變得非常的短。

052

解決方法 徹底阻絕「聲音」及「光線」

避免明亮光線

人體到晚上會分泌被稱為「褪黑激素」的賀爾蒙，藉此幫助人體帶來睡意。褪黑激素的分泌機制，是人體感知到太陽光減弱時分泌。也就是說，如果太陽下山後還是持續照射到光線，「褪黑激素」就無法順利分泌。特別是對有視覺敏感的人來說，只要些微光線都可能會引起過度的反應，因此在睡前必須盡可能避免明亮光線的照射。

第一步，在睡前儘早**切換成間接照明**。所謂間接照明，指的是不讓房間整體過於明亮，而是將光線打到天花板或牆壁，利用反射光打亮空間的一種照明方式。使用間接照明可避免房間光線過亮。

睡前阻絕光線的方法

房間電燈

切換成間接照明

智慧型手機、電腦

- 睡前兩小時盡量不要使用上述裝置
- 無論如何都要使用的話請切換成「夜覽模式」

抗藍光眼鏡

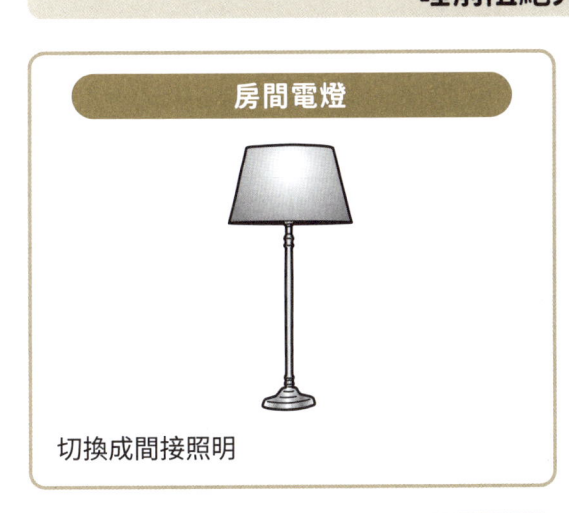

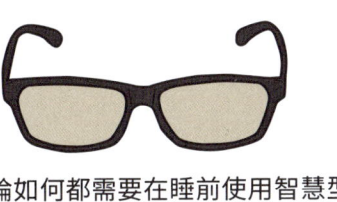

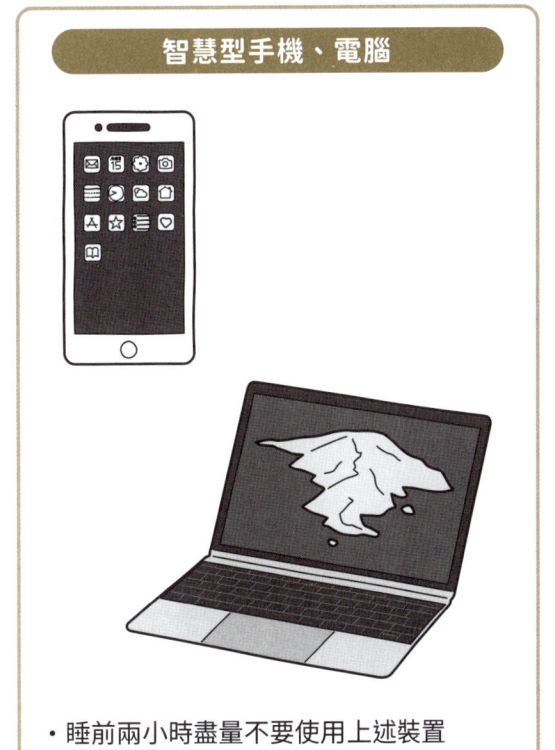

如果不論如何都需要在睡前使用智慧型手機或電腦的話，「抗藍光眼鏡」可以幫上點忙

第 2 章　想要改善沒有心情努力學習的狀態

再來，智慧型手機或電腦，通常配備可以降低亮度，或將螢幕顏色調整為對眼睛友善的暖色調的「夜間模式」功能。以iPhone為例，就有可將螢幕亮度設定為，過了所在地的日落時間後自動轉為暖色調，回到早上也會自動恢復一般模式的「夜覽（Night Shift）」功能。設定方式請參考第56頁。

使用抗藍光眼鏡也是一個有效的方法。藍光通常被定義為波長範圍介於380至500奈米的可見光，據說對眼睛及人體會造成相當的負擔，因此只要能避掉藍光，也會讓人更有助入眠。

但是最近的研究顯示，抗藍光眼鏡對於免除眼睛疲勞的幫助相當有限，所以對於這個方法的成效還是保持平常心，不要有過高的期待比較好。

避免聲音

對感官敏感的人來說，不僅只會因光線影響睡眠，聲音也是另一個容易引起刺激的因素，因此也要盡可能避免聲音的干擾。

像是有不少人會在意時鐘的秒針「滴答滴答」的聲音而無法入睡。這種情況下，可以考慮選擇不會發出聲響的電子鐘。如果還是想要使用掛鐘的話，我推薦「沒有聲音的壁掛時鐘」。像是SEIKO推出的「SEIKO精工電波時計掛鐘」便是使用電波提供精準報時的樣式。另外，也可以利用「時鐘、靜音」等關鍵字在搜尋引擎上進行搜尋，這樣就可以找到當多元的款式，請務必試試。

此外，也有人會受到附近鄰居發出的噪音、同住者移動時的聲響等影響而不好入眠，這時候也可以試試看使用耳塞。

最近市面上還推出了睡覺專用耳塞，有機會也可以試試。

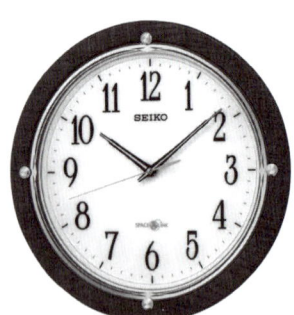

「SEIKO精工 電波時計掛鐘」是沒有聲音的壁掛時鐘，非常推薦

https://www.seiko-clock.co.jp/product-personal/wall_clock/satellite/gp212b.html

睡眠時用的特殊耳塞

海綿耳塞

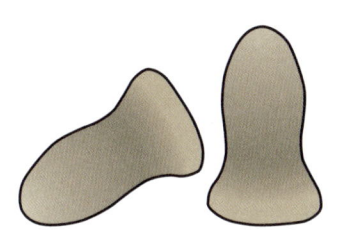

- 用海綿或反彈性較差的材質製成的耳塞
- 價格實惠好入手
- 長時間使用也不會不舒服

輪緣型耳塞

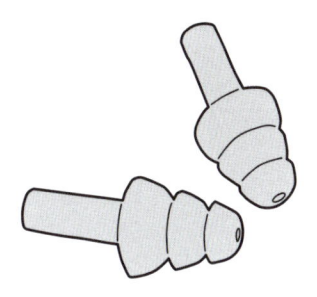

- 多層構造的耳塞
- 大多是矽膠材質
- 水洗後可重複使用
- 有不少對氣壓變化耐受性高的型號

矽膠黏土耳塞

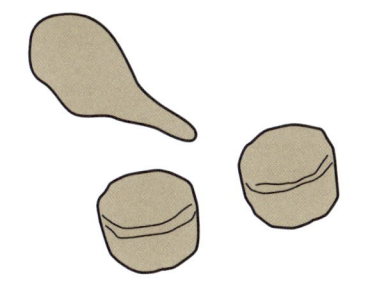

- 像黏土一樣,可以變化形狀
- 可以捏成細長形使用
- 因為不是放入耳洞,而是覆蓋在耳洞周圍,所以沒有壓迫感。

數位耳塞

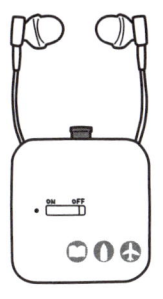

- 過濾噪音後仍可聽到聲音
- 因為是耳機類型,故長時間使用後,有些人耳朵可能會感到疼痛

iPhone「夜覽（Night Shift）」的設定方式

方法1

1. 打開控制中心
2. 長按亮度調節圖示。

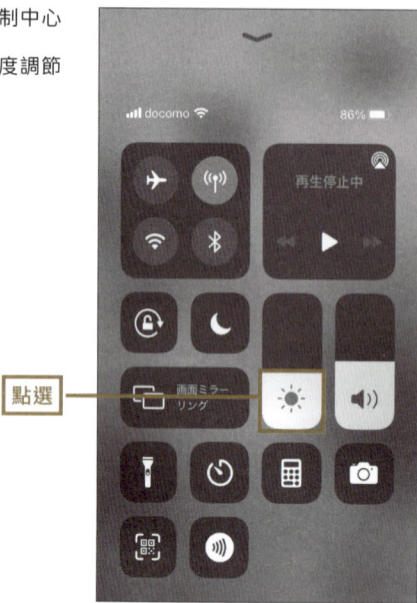

3. 點選「夜覽關閉」。

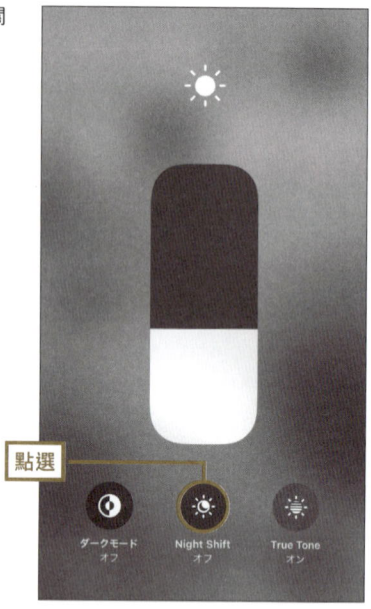

4. 螢幕顯示色調改變。

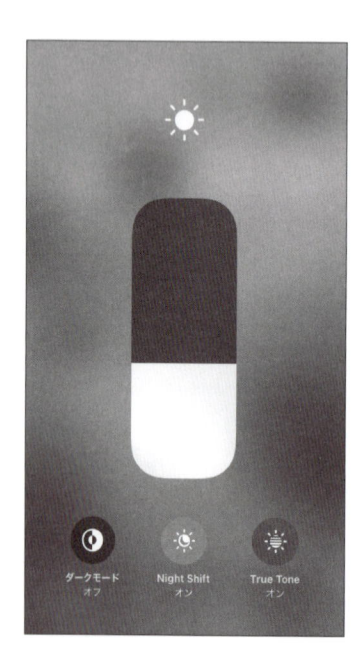

方法2

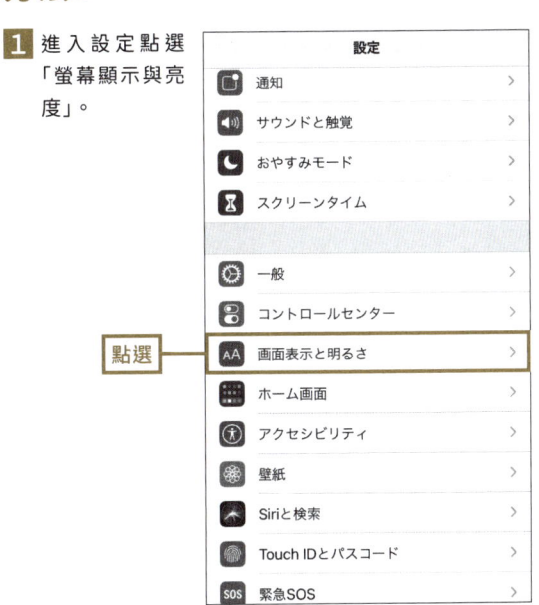

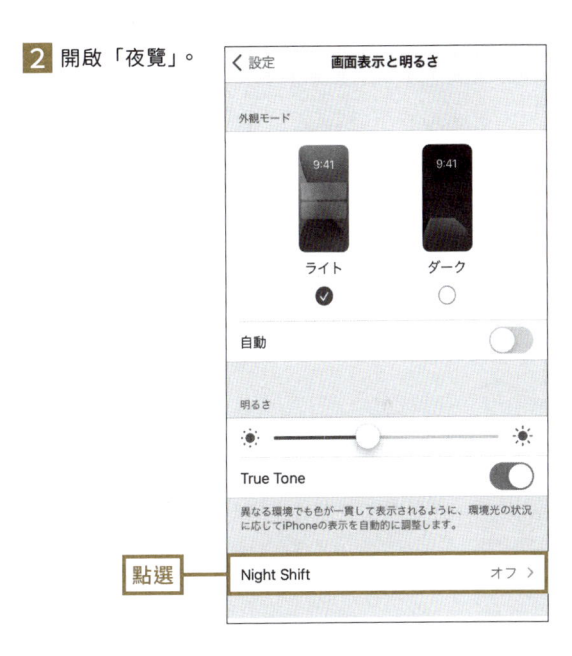

1 進入設定點選「螢幕顯示與亮度」。

點選：画面表示と明るさ

2 開啟「夜覽」。

點選：Night Shift

3 開啟排程，設定夜覽切換時間。

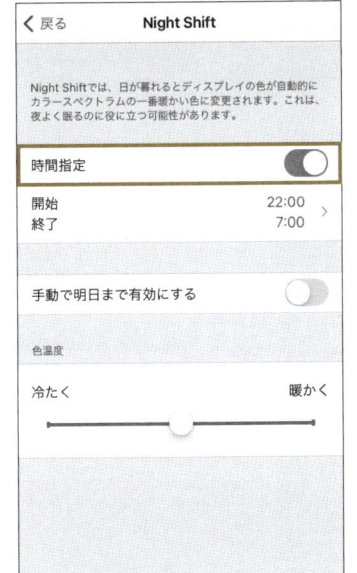

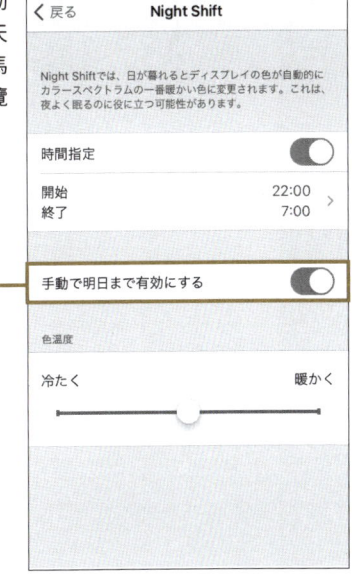

4 如開啟「手動啟用直到明天為止」，便可馬上切換為夜覽模式

點選：手動で明日まで有効にする

想要早起學習，但是起不來

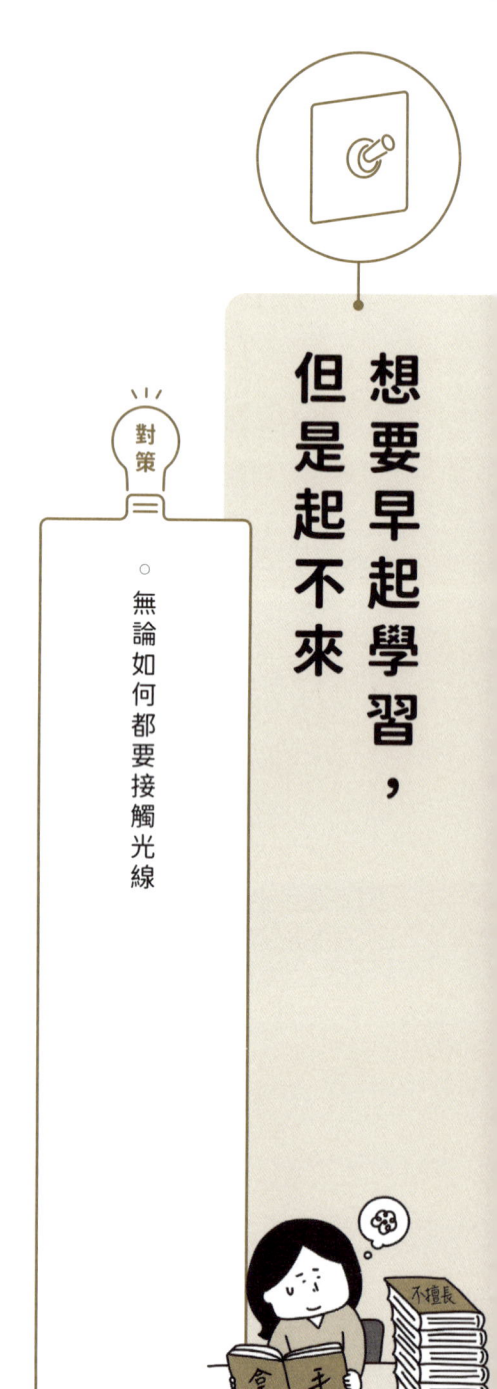

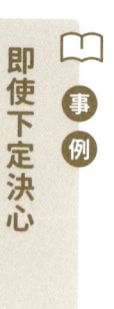

對策
○ 無論如何都要接觸光線

事例
即使下定決心早上還是起不來

工作回來後因為疲憊，根本無法專注讀書，所以想說早上早點起床，利用上班前的時間好好學習。

「平常都7點起床，那就提早1個小時起來讀書好了」，就這樣自信滿滿的上床睡覺了。

但是到了隔天，不知道是太累還是怎樣，一不小心就又睡著了。接下來的幾天，也是想著「今天一定要起床！」才上床入睡，但還是無法清醒。

同樣的狀況反覆發生，就這樣過了一個禮拜。眼看距離證照考試的日子只剩一個月了，到底要怎麼做才有辦法早起讀書呢？

原因
首先確認是不是因睡眠障礙所致

無法早起的原因不少，其中一個原因是受到被稱為「晝夜節律睡眠障礙」的**睡眠障礙**所致。晝夜節律睡眠障礙是人體的生理時鐘與日夜循環週期不一致的疾病。像是晚上一直到凌晨3點都無法入睡，隔天早上卻睡到接近中午12點，導致難以起床（相反地，也可能從傍晚開始就感到強烈睡意，撐不到晚上7點以後）。

不只是「無法準備考試」的問題，甚至還因為睡眠障礙導致遲到上班等嚴重的情況。這種情況，可能是某些疾病的徵狀。特別是有發展障礙的人，睡眠障礙的發生率被認為是相當高的。不要一個人獨自面對，請尋求專門的醫療協助。

第 2 章 想要改善沒有心情努力學習的狀態

但是也有許多人並非患有睡眠障礙的疾病，而是單純早上起不了床。這時候就可以想想合適的「採光方法」。如前章節所述，人體會分泌「褪黑激素」這種荷爾蒙以產生睡意。早上照射光線時，「褪黑激素」的分泌會受到抑制，因此就能順利起床。但是，如果早晨沒有光線的照射，便無法抑制褪黑激素的分泌，造成遲遲無法起床的狀況。

> **解決方法**
> 如果想要早起，最重要的就是盡可能地被光線照射到

想要早起時，最重要的就是要**被光線照射到**。遮光窗簾或百葉窗會過度阻擋光線，因此打開窗簾睡覺，或是請家人早上時幫忙打開，也是個好方法。

另外，建議可以嘗試**一到早上就會發光的時鐘**，「YABAE Clock 廣播鬧鐘」可以設定成「日出模式」，配合起床的時間逐漸變亮。因此可以在起床的時間照射到光線，讓身體更容易感受到「已經是早上了」。如果想要早起，使用類似的輔助工具也是相當好的方法。

因人而異，但如果明顯的低於參考標準，「早上起不來」的狀況也就無可避免了。

犧牲睡眠時間學習，雖然短時間可能會有所成效，但若是因為睡眠不足無法專注，學習效率也不會太好。因此對「早上總是起不來的人」來說，首先要確保有達到一定的睡眠時間，再來評估要如何好好地利用剩下的時間，這才是比較合適的做法。

> **我們所需的睡眠時間會因為年齡及季節而有所差異**

有些人即便被光線照射到還是起不了床，如果有這樣的困擾，就要想想，可能是睡眠時間不夠充足所致。

一般來說，15歲需有約8小時、25歲則要需約7小時、45歲約6.5小時、65歲約6小時的睡眠時間。不過這樣的數字只能說是一個參考標準，睡眠時間的需求還是

但是睡眠時間不只受到年齡影響，季節也是另外一個影響睡眠時間的因素。這是因為日出和日落的時間依季節有所不同，人體的生理時鐘也會受到影響。平均來說，冬天比夏天需要多睡30分鐘才足夠。如果能考量季節因素，重新評估需要的睡眠時間，應該會有所幫助。

年齡對於睡眠時間的影響

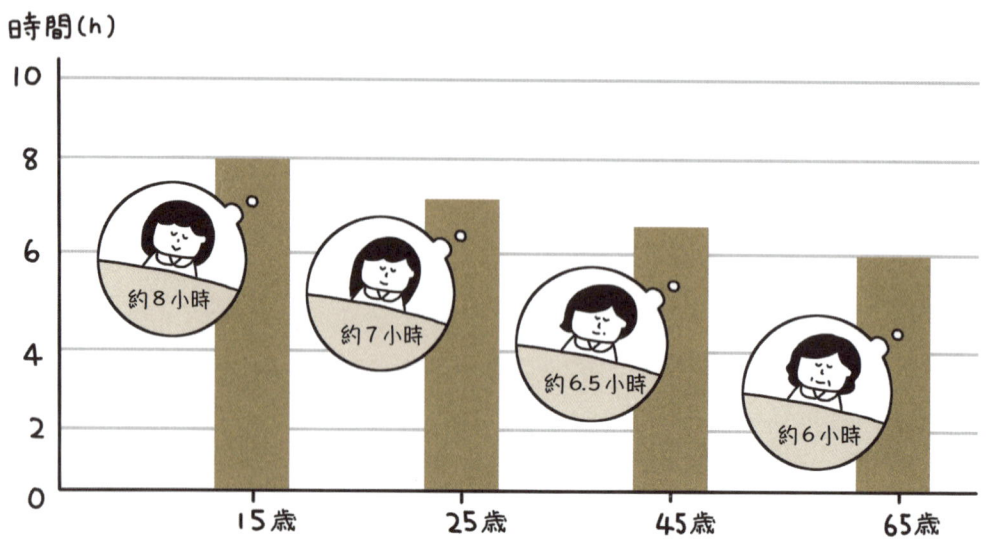

時間(h)

- 15歲：約8小時
- 25歲：約7小時
- 45歲：約6.5小時
- 65歲：約6小時

出處：Ohayon, M.M., Carskadon, M.A., Guilleminault, C. and Vitiello, M.V. (2004) Metaanalysis of Quantitative Sleep Parameters from Childhood to Old Age in Healthy Individuals: Developing Normative Sleep Values across the Human Lifespan. Sleep, 27, 1255-1273.

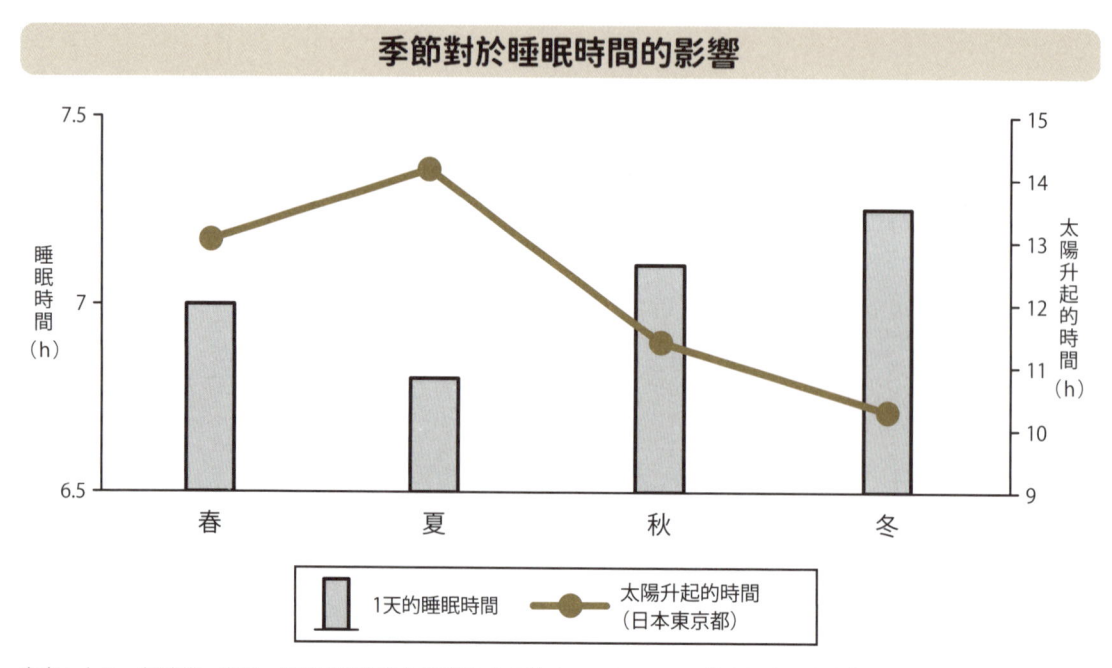

季節對於睡眠時間的影響

睡眠時間(h) ／ 太陽升起的時間(h)

季節	春	夏	秋	冬
1天的睡眠時間	7.0	6.8	7.1	7.4
太陽升起的時間（日本東京都）	13.1	14.3	11.4	10.3

出處：上里一郎監修，白川一郎著《睡眠與心理健康（暫譯）》（ゆまに書房出版），參考國立天文台情報中心曆計算室HP (http://eco.mtk.nao.ac.jp/koyomi/) 製表

第 3 章

想要讓自己能好好在課堂中學習

理解力、專注力對策

都專程到補習班了,卻無法理解授課內容,也無法專心。這類的困擾多是受到處理資訊的傾向、注意力不足或過動等特質的影響。本章節將會介紹要如何下點功夫及善用合適的工具,就能改善相關困擾的小秘訣。

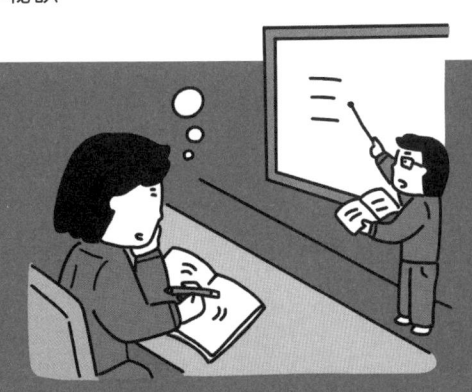

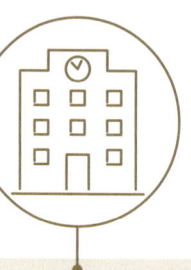

無法理解老師授課的內容

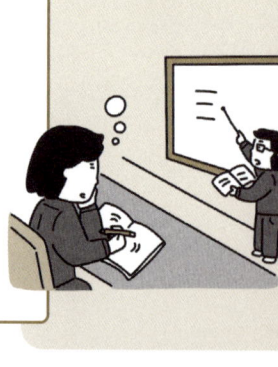

事例
無法清楚理解老師口頭表達的授課內容

為了準備資格考試，我從上個月開始去補習班上課。聽說有一位教法非常受歡迎的名師，所以想去聽聽他的課。

然而跟之前聽到的不太一樣，不管聽了幾次還是無法理解。老師不僅講課的速度很快，也不太寫黑板，也因講課時間很長，聽到中途就不知道老師到底在說些什麼了。

因為上同一堂課的其他人都說「非常好理解」，讓我不禁懷疑是不是自己的理解能力有問題而相當沮喪。

原因
ASD類型的發展障礙 不擅長處理 由聽覺接收的訊息

有ASD傾向的人，並**不擅長處理由耳朵接收的訊息（聽覺資訊）**。因此若內容或說明的敘述較長的時候，常會出現無法理解、記憶聽覺訊息上的障礙。

學生時期有黑板上的筆記，或書面講義等以視覺呈現的資料輔助，所以較不容易發現有這樣學習上的困擾。

因此，有許多人是在長大成人後，才發現自己有聽覺資訊處理的困難。

如果無法理解上司的口頭指令或說明，以及會議中討論的內容等狀況出現，就可能要懷疑是否有處理聽覺訊息上的障礙。

對策
- 將上課內容錄音，並使用低速回放
- 使用語音轉換文字的工具，將口頭說明轉換為文字資訊
- 使用可以消除雜音的數位耳塞
- 預習授課內容，提前理解相關知識，再補足不清楚的部分

062

第3章 想要讓自己能好好在課堂中學習

另外，有ASD傾向的人，在有大量雜音的環境中，常出現無法選擇性過濾出自己要聽的資訊，而感到困擾的狀況。

通常，人類的大腦可以協助選擇接收想聽的聲音訊息，但是有ASD傾向的人在過濾雜訊、篩選訊息的功能較差。因此，像是教室周圍的聲音、空調的聲音等雜音，聽起來都跟「老師的聲音」一樣大聲。這也被認為是導致難以理解講課內容的原因之一。

這個困擾因為這不是專注力造成的問題，而是發展障礙的特性所致，即便再怎麼「努力聽課」或專注上課也不容易改善。

✏️ 解決方法

使用工具解決「聽不清楚」的困擾

以下將針對「聽覺接收困難」的特性，介紹可作為輔助，降低挫折感的方法及工具。

> 將上課內容錄音，並使用低速回放

第一個方法是**用錄音機錄音**。將上課的內容錄下來，回家後可以把不懂的部分回放重聽一遍。

若覺得口頭的講課內容難以理解，使用可以將語音轉換成文字的「**語音輸入**」工具也是相當實用。

因此建議使用可以調整播放速度的數位錄音筆。用比平常更慢的速度播放，對於內容的理解也會有相當的幫助。舉例來說，SONY的數位錄音筆，可以將播放速度控制在0.5~2倍速之間，不懂的內容可以慢速播放，已理解的內容則可快轉帶過。

有時候也會出現以0.5倍速播放，可能因為太慢反而聽不懂的情形。這時候就可以善加使用有微調功能的數位錄音筆，將倍數加到0.6~0.8倍左右，慢慢地調整找到自己易於理解的節奏。

> 使用語音轉換文字的工具，將口頭說明轉換為文字資訊

首先，坐在教室前方，可以容易聽到老師聲音的位置，再開啟語音輸入功能，如此一來，老師講課

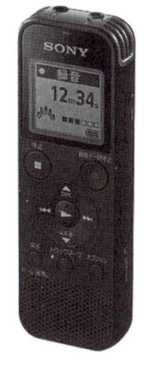

SONY的數位錄音筆可以調整播放速度

063

的內容就可以轉換為文字，上課時就可透過視覺的閱讀協助理解，回家複習時也有相當大的幫助。

近期有越來越多語音輸入的工具選擇，這裡我想分享給大家的是Google文件的語音輸入功能。雖然會有一些聲音遺漏或錯誤轉換的情況，但語音轉文字的精確度還算不錯，不會有太大的問題。

> **使用可以消除雜音的數位耳塞**

最後要介紹給大家的是由KING JIM販售的「數位耳塞」。適用於充滿雜音的環境中，難以選擇性地聽取所需聲音的情況使用的工具。

數位耳塞指的是可消除空調聲音、電車噪音等特定波長「環境噪音」的數位設備。不像傳統耳塞，利用物理性的方式遮蔽耳道，阻擋

聲音接收，而是利用耳機內藏的小型麥克風，發出與周圍環境噪音反相的聲音來達到消除噪音的效果。

可以排除特定頻率的聲音，是數位耳塞的一大特徵。

也就是說利用數位耳塞，我們可以排除空調的機械聲、電車的行駛聲以及周圍的嘈雜聲，清楚的聽到講師說的話。若因無法區別講聲及雜音，導致無法清楚理解授課內容的人，請務必嘗試數位耳塞。雖這麼說，實際的體感效果還是因人而異，因此在選購時，建議在店裡先試用過後再決定購買的款式。

到目前為止，我們介紹了課堂上和課後可以採取的應對策略。最後，想跟大家分享在上課前可以做

的事前對策。那就是**讓自己事先擁有相關的課程知識，儘可能減少授課內容難以理解的範圍**。

有ASD傾向的人當中，如前所述常有「不善於處理耳朵接收的訊息（聽覺訊息）」這類困擾。但不管有沒有發展障礙，應該很多人都會發現「聽課時，如果沒有相關領域的知識背景，對於內容會較難理解」。除了會出現很多沒聽過的用字讓人相當驚慌，也會因為對相關領域的用字不熟悉，更大幅影響到對內容的理解程度。

而「預習」就是解決這類困擾相當好的方法。如果已經知道下次的上課範圍，即使只是稍微閱讀參考書的相關章節，並簡單地記下不懂的單字意思，也能改變對課程的理解程度。

> **預習授課內容，提前理解相關知識，再補足不清楚的部分**

預先做好準備，以萬全的狀態參與課程吧。

使用Google文件中的「語音輸入」功能

1 打開Google文件，選擇「建立新文件」。

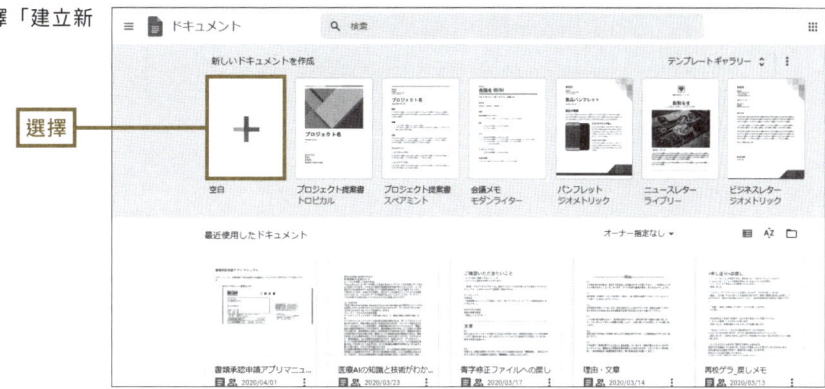

2 點選「工具」，選擇「語音輸入」。

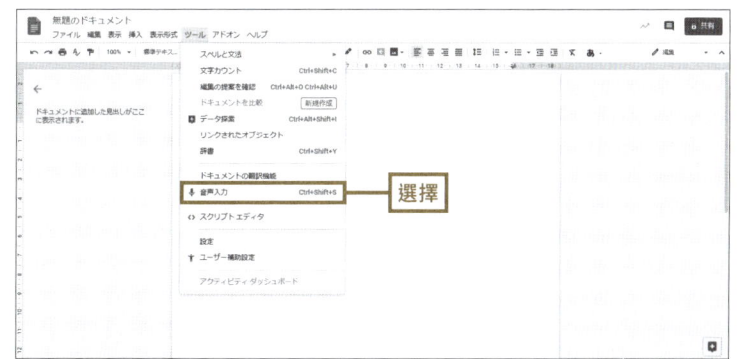

3 點選麥克風。開始語音轉換文字。

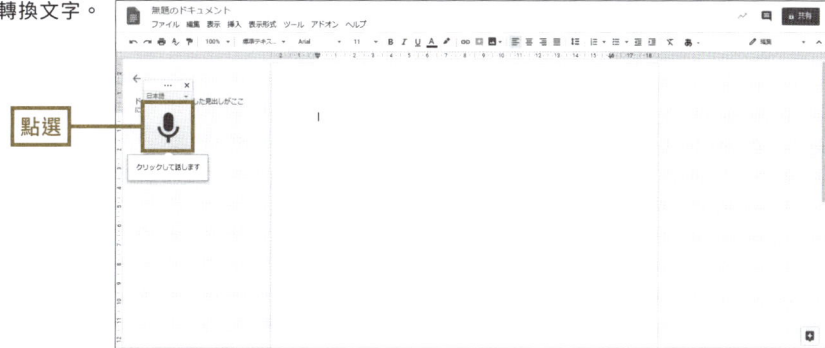

沒有辦法久坐

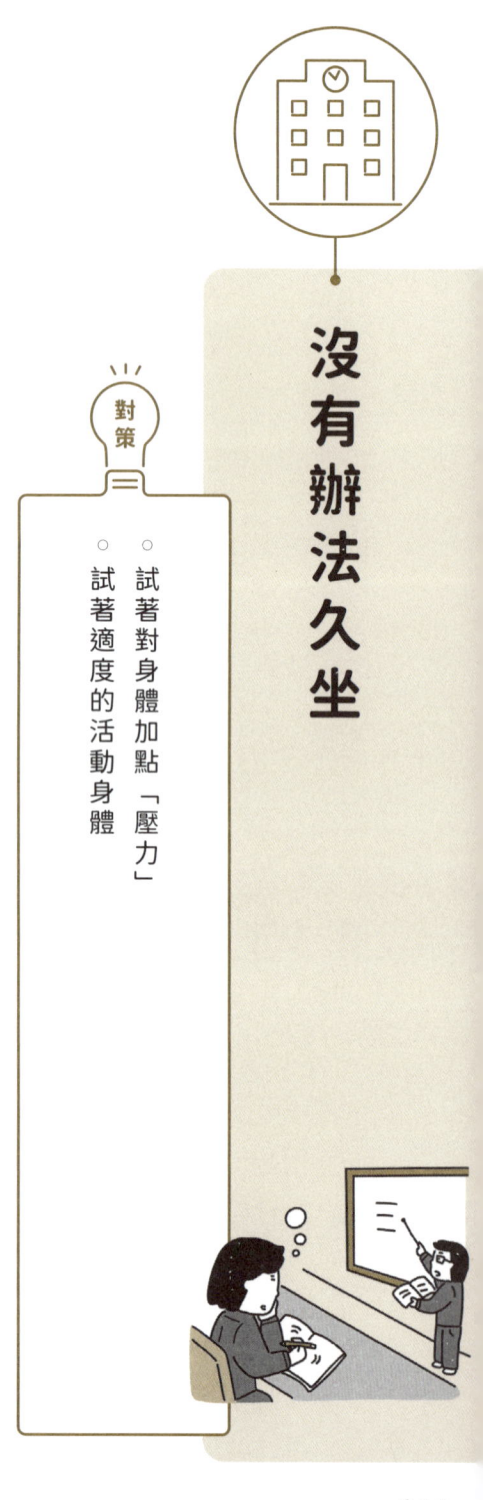

對策
- 試著對身體加點「壓力」
- 試著適度的活動身體

事例
上課時會坐立不安,沒辦法專心

為了要準備證照考試開始到補習班學習。老師講課的方式很容易理解,馬上就感受到花錢去補習的效果。

然而還有一個問題,就是上課時間的長度。一節課大約是50分鐘,從開始上課約20分鐘左右,身體就開始躁動不安,非常想要活動一下。

前幾天因為實在忍不住就開始搖腳,被旁邊的人制止說「你這樣讓我很在意,沒辦法專心,希望你不要再搖了」。

有沒有辦法可以讓自己在50分鐘內保持專注,持續地聽講呢?

原因
ADHD特有的「過動」所導致

「過動」(沒辦法好好地坐在位子上,而且很難靜下來)。對於ADHD過動傾向較為明顯的人來說,對於必須長時間乖乖坐著上課,感到非常的棘手。

但也有人在年紀較小的時候,因受過動症狀影響在課堂中來回走動,沒辦法乖乖坐在位子上上課,不過長大後症狀會趨緩,整體穩定度大幅提升的狀況。

儘管如此,不少人即便長大成人,只要長時間坐著,就會想要離開位子走動,或是身體會開始出現小幅度搖晃等動作。

ADHD的其中一個特徵就是

第 3 章 想要讓自己能好好在課堂中學習

解決方法

重點是要刺激本體感覺及前庭覺

過動症狀的成因，目前認為是由多種因素互相影響所致，尚未有確切的定論。但一般認為有兩種感覺對過動症狀有很大的影響。那就是「**本體感覺**」和「**前庭覺**」。本體感覺指的是透過肌肉和關節，身體感受到壓力的感覺。前庭覺則是感知身體的傾斜、搖晃、旋轉等的感覺。

有過動傾向的人，這兩種感覺通常較為遲鈍。也就是說，他們對於身體所承受的壓力、搖晃、傾斜、旋轉等，動作上變化的感知機能不佳，所以大腦為了要積極的接收這些訊息，便會頻繁地發出「讓身體動起來」的指令。

因此，為了要能抑制過動的症狀，最重要的是要能滿足上述兩種感覺，讓大腦停止發出「讓身體動起來」的指令。

對本體感覺遲鈍的人，試著對身體施加「壓力」吧

本體感覺較遲鈍的人，通常在被棉被等厚重物品蓋住，或穿著較貼身的衣物時，會變得較為冷靜。透過**適度地給身體加點壓力**，就可以達到抑制過動行為的效果。最近市面上也有販售針對ADHD，能對身體施加壓力的輔助器具，有機會也可以試看看。

舉例來說，專門販售與發展障礙相關產品的「Turtlewiz」也推出「重重蓋上，立馬冷靜。重磅膝上毯」這款商品。膝上毯重量約2公斤，遠比一般的膝毯要來得重。據說將它蓋在膝蓋上，能讓下半身感受到壓力，進而感到平靜的人非常多。如果是膝上毯的話，在補習班使用也不會覺得奇怪，易於使用也是在選擇時需注意的重點。其他廠商也有提供相當多元豐富的膝上毯選擇，希望大家都能找到自己滿意的款式。

另外，還有一款幫助身體加壓的輔助器具「加壓背心」。舉例來說，販售福祉用具等的「Pacific Supply」公司販售的加壓背心，穿上後可以自行充氣，透過氣壓，可以自行調整對身體的壓迫強度。如果覺得上半身受到壓力時比較能感到平靜的人，請務必嘗試看看。

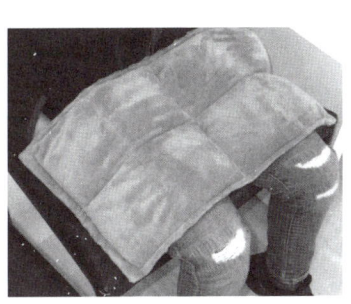

Turtlewiz的有重量的膝毯
出處：Turtlewiz 官網
http://turtlewiz.jp/archives/14404

專心聽講的小秘訣

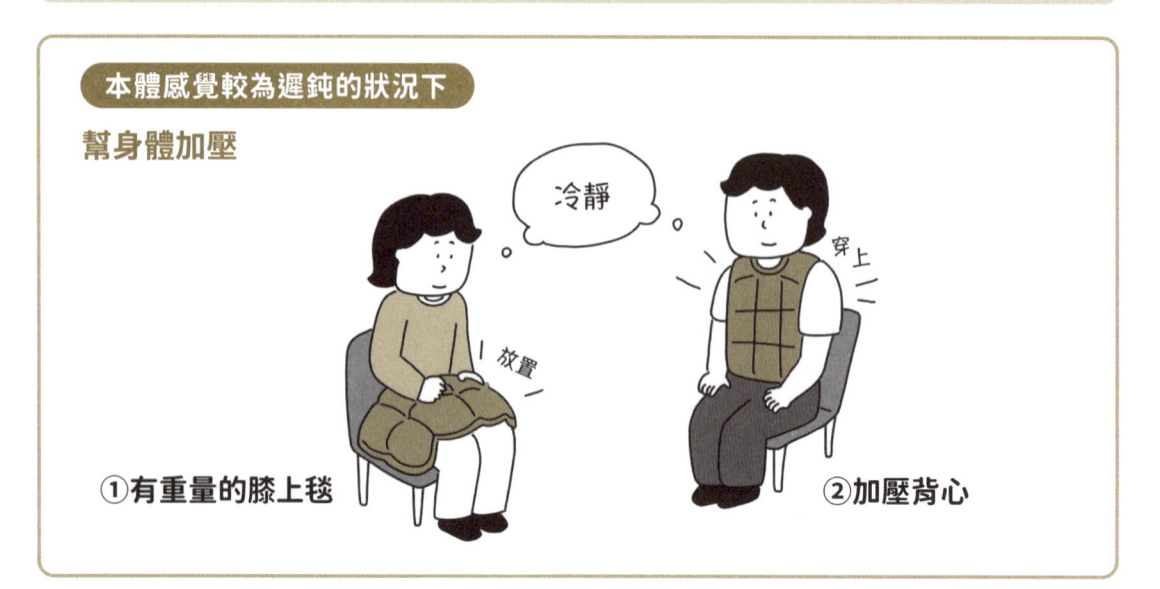

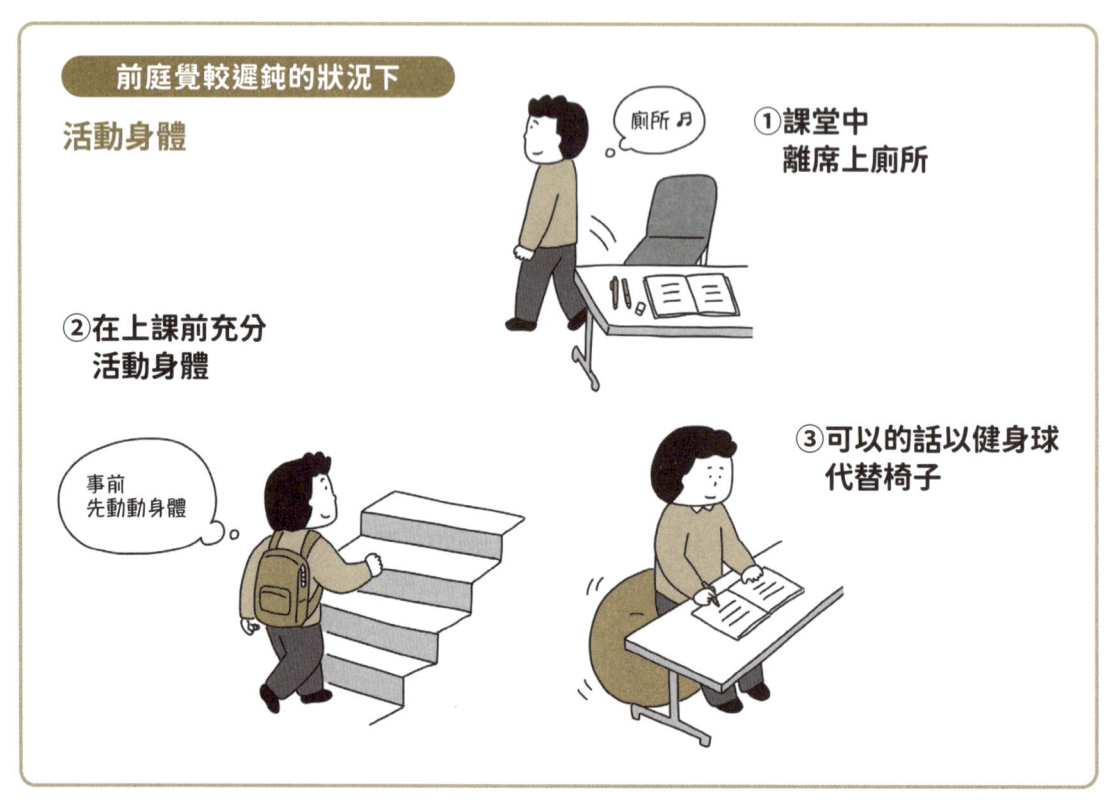

本體感覺較為遲鈍的狀況下

幫身體加壓

① 有重量的膝上毯（冷靜／放置）

② 加壓背心（穿上）

前庭覺較遲鈍的狀況下

活動身體

① 課堂中離席上廁所（廁所♪）

② 在上課前充分活動身體（事前先動動身體）

③ 可以的話以健身球代替椅子

前庭覺較不敏感的人，試著適度的活動身體吧

前庭覺較遲鈍的人，通常喜歡玩像雲霄飛車或是高空彈跳，這種身體大幅度活動的遊戲。因此在這種情況下，透過「**活動身體**」便可達到抑制過動行為的效果。

與其無法集中注意力地持續聽講，不如在課堂中間經常起身到如廁所等地方活動身體，這樣對學習會更有幫助喔。

此外，在上課前充分地活動身體，事先滿足前庭覺需要的刺激，也是相當有效的做法。可以利用上課前的時間在走廊來回走動，或是補習班位在大樓裡的話，也可以試著爬爬樓梯，在不會造成負擔的範圍內，上課前好好的活動身體吧。

另外，雖然需要補習班的理解和協助，但建議可以使用健身球代替椅子。開始感到躁動不安時，只要身體稍微地上下移動，就可以稍微恢復冷靜並繼續學習了。最近在市面上也出現外觀是椅子，但具有彈性，坐下去可以上下搖動身體的「健身球椅」。一般的健身球為球狀的設計，坐著容易因為滾動而跌倒，而健身球椅就沒有這方面的困擾。因為外型像椅子，上課時也不會過於突兀，引起其他同學的注意。如果在上課前已活動身體，還沒有辦法解決無法專心聽講的問題時，可以與補習班討論是否可在課堂上使用類似的輔助工具。

第 3 章 想要讓自己能好好在課堂中學習

> ### Column 📖
>
> #### 有能緩和 ADHD 特性的藥物嗎？
>
> 據說 ADHD 是因大腦內神經傳導物質不足所引起的疾病。因此，為了要調節這些神經物質，有時會開立藥物。
>
> 目前，針對有 ADHD 的人通常提供的處方藥物有三種，分別是「專思達 (Concerta)」、「擇思達 (Strattera)」及「胍法辛 (Intuniv)」。這些是必須經由醫師診斷並開立處方才可取得的藥物，一般藥局無法購買。
>
> 藉由藥物調整神經物的分泌，可以達到防止分心、降低衝動、維持冷靜的效果。許多人因為開始服用藥物，減少了工作上的失誤，也可以維持穩定的狀態準備證照考試。
>
> 但是，另一方面也有人反應，服藥後會出現食慾減退、嘔吐、腹痛、難以入眠等副作用。是否應該使用藥物控制，或應該用哪一種藥比較好，每個人的狀況都不一樣。因此，要與醫生仔細諮詢之後再決定服用。

069

無法邊聽講邊抄寫黑板上的內容

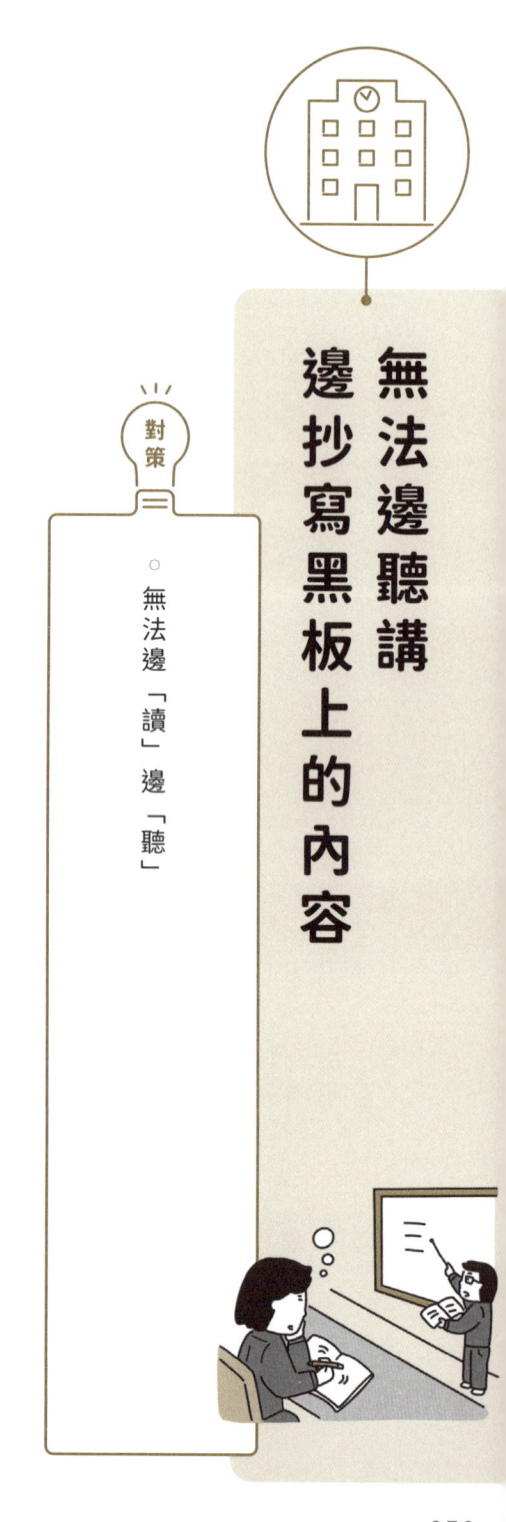

對策
○ 無法邊「讀」邊「聽」

事例　無法同時做兩件事

目前上課的補習班老師，會一邊講課，一邊在黑板上寫下重點。

雖然想要一邊聽課，一邊抄寫重點在筆記上，但是沒辦法兩件事都做好。當我試圖聽講解並理解時，寫筆記的手就會不由自主地停下來。相反地，當我專注於把黑板上的內容抄下來時，老師的講解就無法進入我的腦海。

其實在學生時期，就有著一樣的困擾。明明身邊的朋友們都可以邊聽邊寫筆記，為什麼我就做不到呢？

邊聽老師講課邊做筆記，乍看之下似乎相當簡單，但實際上必須同時進行多項工作，例如「將注意力放在老師身上」、「讀黑板上的內容」、「理解說明」、「抄寫筆記」等。對於有ADHD或ASD傾向的人來說，這是一項相當繁重的任務。

原因　不擅長多工處理

不管是有ADHD或ASD傾向的人，大多數都有無法**多工處理**（同時執行多個工作任務）的困擾。據說是因工作記憶，也就是「一種同時將資訊留在腦中，並處理訊息的能力」較弱所造成。

另外，也有因「**閱讀障礙**」或「**書寫障礙**」這一類的學習障礙（LD）相關的案例。

有閱讀障礙的人，在閱讀時會將文字拆成一個一個字閱讀，無法

070

第3章　想要讓自己能好好在課堂中學習

確實地理解單字，或是文章整體的意思，也不擅長默讀。而有書寫障礙的人，則是不擅長寫筆劃過多的文字，甚至會出現鏡像文字或部件錯置的狀況。

解決方法

無法同時「閱讀」及「聽講」，盡可能避免「書寫」作業

對不擅長多工的人來說，要同時處理2件以上的事情非常困難。因此，注意**不要同時做「閱讀」及「聽講」這2件事**，就是最好的解決方法。另外，對有書寫障礙的人來說，「書寫」的難度非常高。因此，在學習時盡可能避免「寫」這件事相當重要。

專心「閱讀」

首先，如果在學習時想要專注「閱讀」黑板上的筆記。在這種狀況下，我會建議放棄想要同時聽老師講課的念頭。儘管如此，也有人會覺得既然都已經去補習班，不聽老師的說明，似乎就失去了去補習班的意義。

專心「聽講」

另一方面，如果在學習時想要專注「聽講」。在這種狀況下，我會建議放棄同時做筆記的念頭。但是，當然也會有人有「都已經專程去補習班了，放棄很浪費」這樣的想法。這時候把黑板上的筆記及圖表**用拍照的方式記錄下來**，回家複習時使用，這樣就沒有問題了。

這時候我們可以利用**錄音機**。如果手機錄起來的音質較差，建議可以找錄音品質較好，專門的錄音設備。最近智慧型手機多內建錄音功能，也可以直接利用。另外，可以參考第65頁，使用語音輸入紀錄文字的方式，即時將授課內容轉換為文字，這樣之後想要回顧也相對容易許多。不管是錄音或是語音輸入，大家可以看看哪一種方法適合自己後再做選擇。

不管是錄音或攝影，為了避免爭議，別忘了先與補習班討論並獲得許可後再實行喔。

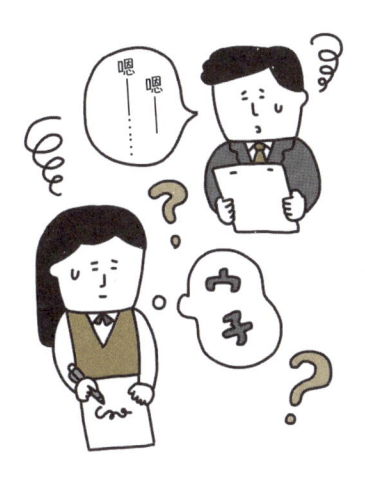

避開同時做2件事的小秘訣

❶ 專注「閱讀」時，可以用錄音或即時語音輸入工具

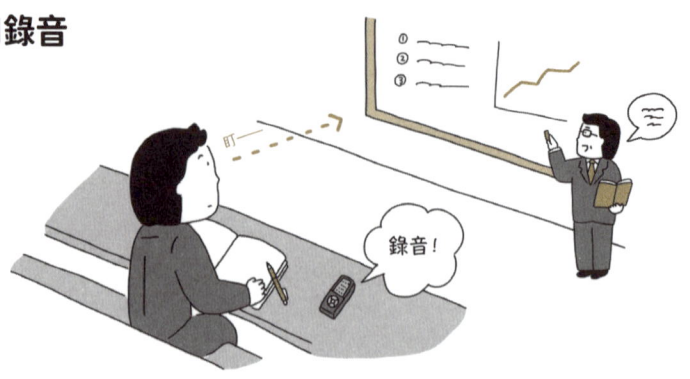

錄音！

❷ 專注「聽講」時，可以把黑板的筆記拍照下來

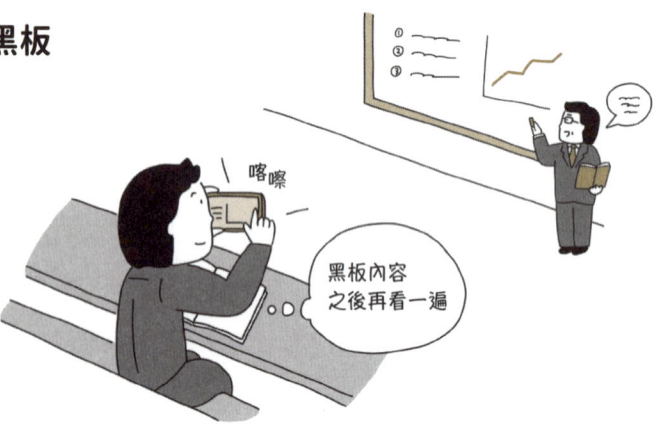

喀嚓

黑板內容之後再看一遍

> **一點也不丟臉**
>
> 可能有些人會覺得拍攝黑板上的筆記或圖表好像有點丟臉。但是對有發展障礙的人來說，為了維持身心健康，「不要覺得丟臉」的心態非常重要。只要稍微和身邊的人打聲招呼，提出一下請求，這樣做起事來也會輕鬆許多。
>
> 許多患有發展障礙的人，因為過去人際關係的失敗，會過度在意別人的眼光。但是，從長遠來看，沒有好好理解補習班的課程，導致考試落榜，才是更可惜的事情。不要感到不好意思，鼓起勇氣直接向補習班詢問，是否可以拍攝黑板上的內容。

072

Column

負責支援「想要工作」的「就業轉銜支援事業」是什麼樣的單位呢？

　　就業轉銜支援指的是提供想求職或獨立工作，但受疾病及障礙影響感到不安的當事人相關支援的福祉服務。一般來說，只要滿足「原則上年齡介於18歲到65歲之間」、「希望到一般企業就職或獨立工作」、「有精神障礙、發展障礙、身體障礙、認知障礙或難以醫治的疾病」等三個條件，並經日本地方政府判斷「有必要」便可利用這項福祉服務。

　　所能習得的技能範圍廣泛，包括：身體狀況管理的方法、職場溝通基礎技巧及求職必備專門技能等多元的課程選擇等。以上的支援內容主要由符合日本標準的「就業轉銜支援事業」提供，但服務內容會因事業所而異。在確認就職率及課程內容等資訊之後，再選擇具有信賴性，並且符合自身需求的事務所會比較好。

　　如果以求職為目標，有人可能也會想到「求職培訓機構」或「商業學校」等選擇。但是這類型的單位比較沒有辦法配合發展障礙的特性提供支援服務。從這樣的角度看來，轉職支援事業所本來就是為了有疾病或障礙的人，提供服務所設立的福祉單位，不僅可清楚掌握障礙本身的相關特性，也可以針對個人的差異提供相對應的支援服務。如果符合條件，甚至可免除諮詢費用，也設定每個月最多支付3萬7200日圓的門檻。務必諮詢住家附近的地方政府單位，善用相關資源。

　　另外，近期在轉職支援事業所可學習的專門技能越來越廣泛。也出現專門指導程式設計或AI等，相當有特色的支援事業所。考量自己想發展什麼樣的職涯後，再選擇這些事業所也不錯。

　　順帶一提，由筆者經營的「Kizuki Business College」除了程式設計等IT相關的課程外，也提供行銷、SEO優化、會計財務等豐富多樣的商業課程。對有發展障礙的人來說，為清楚了解適合自己的行業，藉由各種不同的職業體驗，判斷自己適合或不適合哪類型的職業，這個過程非常重要。

　　不僅是程式設計等專門技術，為了能持續工作，也希望大家能重視關於「自我理解」的支援。有發展障礙的人，除了職業類型外，「什麼樣的職場才能讓自己不半途而廢持續工作？」這種如工作制度、職場氛圍等因素，也必須以和釐清職業種類的方式一樣，一併進行討論。

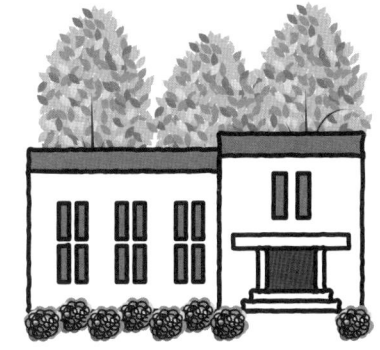

無法對老師提問

對策

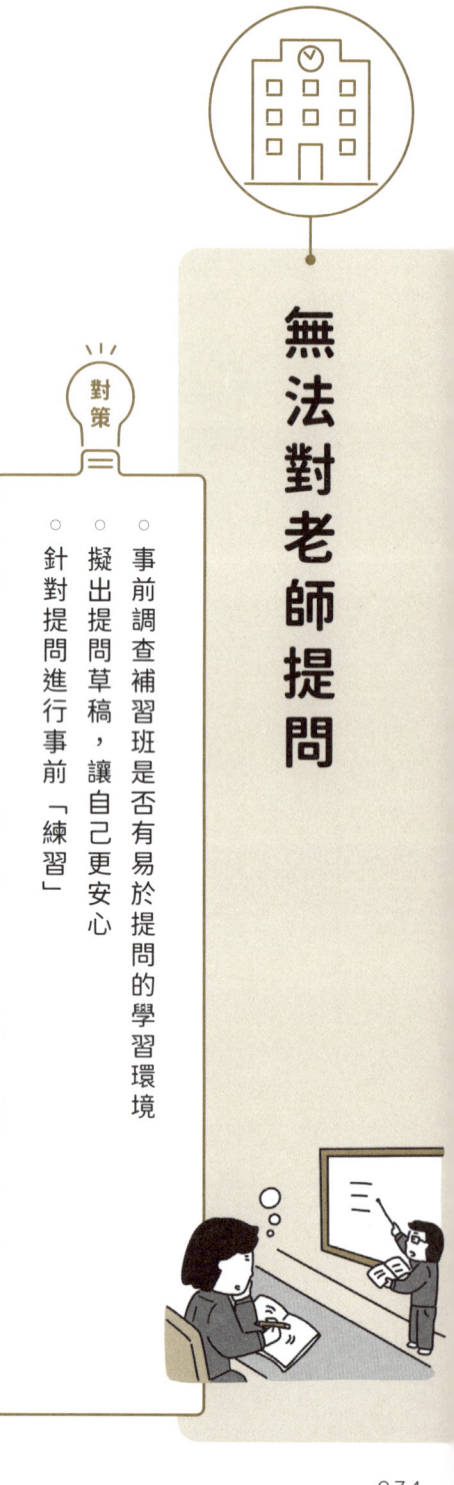

- 事前調查補習班是否有易於提問的學習環境
- 擬出提問草稿，讓自己更安心
- 針對提問進行事前「練習」

事例

即使有聽不懂的地方也害怕提問

補習班講義難度很高，為了跟上進度已經竭盡全力。課堂結束後，沒辦法理解及無法解出來的練習題堆積如山。

既然都已經去補習了，不清楚的地方應該要請教老師問清楚才行，但總是無法順利提問。

「現在提問的話會不會造成老師的困擾呢？」、「我能確實傳達問題的重點嗎？」，這樣的煩惱一直在腦中打轉，遲遲無法提問。

原因

過去溝通的失敗成為創傷

有ASD傾向的人非常擅長依照進度或規矩做事，但往往**不擅長隨機應變**。因此，很難判斷狀況，在適當的時機提問，例如：「這位老師接下來應該沒有課，那可以在課程結束後再去問問題」、「因為

另外，ASD的另一個特徵是**「溝通困難」**。因為不擅長解讀對方的感受，所以沒辦法準確判斷對方說的話是真心話還是場面話。因此，常會出現不識相的發言或行動，讓對方感到不舒服，導致受到

課程結束後會有很多學生提問，那利用課堂開始前，先去詢問老師問題好了」。

如果沒有考慮老師的安排或狀況就提問，就有可能會得到像「我目前在忙，可以的話請你下次再問」這樣的答覆。

074

第 3 章 想要讓自己能好好在課堂中學習

批評，甚至在職場或學校受到孤立等狀況。

有許多人因多次溝通失敗的經驗造成心理出現創傷，導致在提問時會感到相當焦慮不安。

> **解決方法**
> 針對提問做好萬全的事前準備

因為會對提問感到焦慮，想著「那下次再問好了」，就這樣一拖再拖，遲遲沒有提問。為了避免這樣的狀況發生，提前做好事前準備，讓自己能保持平常心提問就相當地重要。以下將分享能幫助你放心提問的重要觀念。

事前調查　易於提問的情境

首先最重要的是在一開始選擇補習班時，就要先確認是否有「易於提問的環境」。

舉例來說，如果有個別指導的安排，比起團體授課絕對更容易釐清自己不懂的地方。如果一開始就發現自己不擅長提問，在選擇補習班時，可以先考慮有個別指導類型的補習班。

另外，也有補習班設有導師制度。因為有專職回答問題的工作人員，就不用特地打擾看起來很忙碌的老師。

如果想要應考的證照課程找不到有提供個別指導的補習班，找家教協助也是其中一個方法。例如，在日本有從事「家教Try」等事業的「Try Group股份有限公司」，提供派名為「成人家庭教師」，提供派遣家庭教師的公司。提供「公務員應考對策」、「護理學校應考對策」、「不動產經紀人對策」、「簿記應考對策」等多樣的課程。如果有符合字需求的課程，務必善加利用相關的服務。

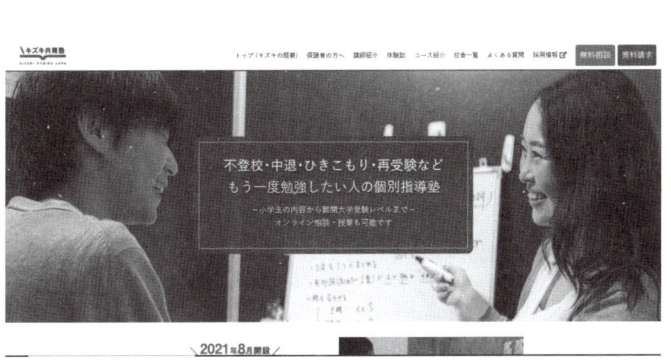

Kizuki共育塾針對每個人不同的煩惱提供個別指導的服務

075

目前，筆者經營的Kizuki共育塾便是專門提供個別指導的補教機構。也有提供線上授課，因此也可以在家裡上課。有興趣的朋友可以參考官方網頁的相關訊息。

> 擬出提問草稿，
> 讓自己更安心

若無法隨機應變的提出問題，可以在提問前**試著整理出提問情境**。像是與老師確認「何時、用怎樣的方式提問比較方便」。如果可以知道課前、課後或講課中適合發問的時間點，心裡也會較為安心，也更有機會鼓起勇氣發問。

另外，不只是口頭提問，也可以透過書寫的方式，將問題寫在紙上等待日後回覆，或是利用電子郵件，也是不會造成老師負擔的好方法。所以先試著問看看老師偏好哪一種提問方式吧。

再來，如果對於「我的問題問得夠清楚嗎」、「有確實地傳達我的問題」感到強烈不安，也可以事先在紙上擬出簡單的提問草稿。最後心理有陰影變得更害怕提問。因此，先試著和朋友或是家人做一次提問的練習會比較好。

如果不是直接交給老師，文句不太順暢也沒有關係。即使僅用條列的方式，只要先將想問的問題寫下來，應該就能放心的提問了。

下一頁提供了一個簡單的提問草稿範例，請務必作為參考。

> 針對提問進行事前練習

如果對於提問會感到極度不安的人，我建議可以**事先與朋友或是家人進行「提問練習」**。可能有些人會有「什麼？還要練習啊……」這樣的想法。

但是，實際寫下草稿並在腦中想像，與直接用說的方式表達疑問，其實是完全不同的兩件事。雖然腦中可以理解，但可能因為當天太過緊張而無法好好表達自己的問題，最後心理有陰影變得更害怕提問。因此，先試著和朋友或是家人做一次提問的練習會比較好。

如果找不到練習的對象，也可以自己先試著用口頭的方式整理想詢問的內容。透過練習建立「這樣應該就可以好好的問問題了」這樣的信心，對於提問的恐懼也會漸漸的消失。

到目前為止我們說明了3個重點，不管你選擇哪一種方法，最重要的是不要試圖臨時改變。「事前確認是否有易於提問的環境」、「事前做準備讓自己更放心」等，提前為自己打造一個提問友善的環境吧。

提問稿範例

(首先要傳達的訊息)

　對老師的講課表達感謝之意：謝謝老師今天的講解

(一開始要確認的事項)

　確認老師現在是否有時間：請問現在方便問您幾個問題嗎？

→老師回覆「沒問題」時：
確認「大概有多少時間呢？」，並在時間內完成詢問。

→老師回覆「現在不太方便」時：
可以詢問「是否有其他方便提問的時間」或是「是否可以透過電子郵件詢問呢？」

(提問內容模板)

　Q：我有◯個問題。首先是第1個問題。上課的說明到〜〜部分我都還能理。從〜〜就聽不懂了。所以想針對這個部分再請教老師一下。

(想詢問的問題)

・結算調整前餘額試算表的應收帳款，要如何計算呢？
・固定資產的未收帳款，算是銷售收入嗎？

(提問後想傳達的訊息)

　表達感謝之意：謝謝您。
　為了下次更容易提問，詢問方便的時間：如果下次還想要請教老師的話，請問課前還是課後比較方便呢。利用電子郵件等方式會比較好嗎，如果是這樣的話方便請教老師您的電子郵件信箱嗎？

打造易於提問環境的3大重點

❶ 找一間易於提問的補習班

- 選擇有個別指導的補習班
- 選擇有導師制度的補習班
- 如果找不到符合上述條件的補習班,可以找家庭教師指導

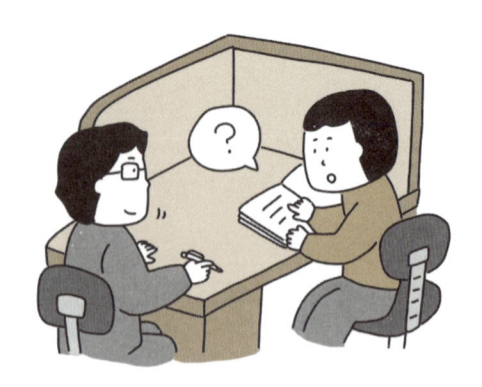

❷ 擬出提問草稿更安心

- 提前整理想問的問題並擬成稿子
- 為了以後能更容易提問,先詢問方便提問的時間以及方法

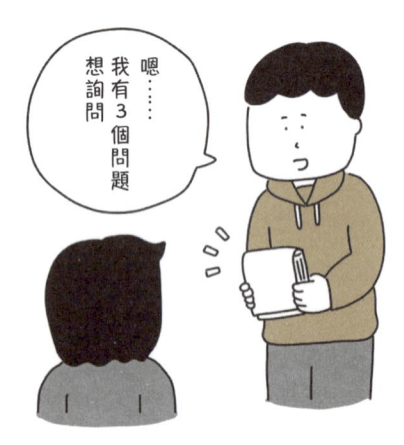

> 嗯……我有3個問題想詢問

❸ 針對提問進行事前「練習」

- 請朋友及家人協助進行關於說明問題的練習
- 如果沒有可以練習的對象,即便是自言自語也沒有關係,請試著說一次看看

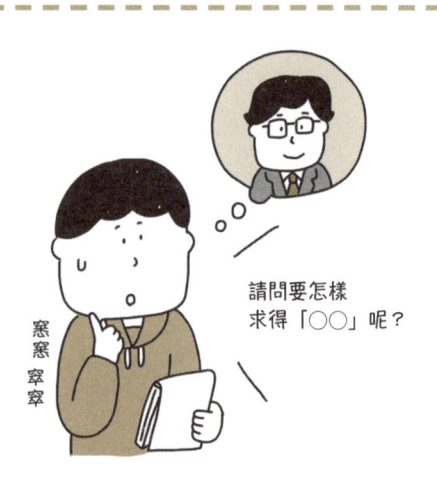

窸窸窣窣

> 請問要怎樣求得「○○」呢?

078

Column

如果覺得「自己可能有發展障礙？」時該怎麼辦

在工作時，無法與周遭的人順利溝通，不管再努力還是錯誤百出，慢慢地對自己失去了信心。如果這樣的狀況持續沒有好轉，可能有些人會開始懷疑「我是不是有ADHD還是ASD呢？」

最近越來越容易透過電視或新聞得知「發展障礙」相關資訊。透過網路搜尋，不只是專門機構公開的資訊網站，也可以找到發展障礙當事人的部落格分享等相當豐富的資訊。比起從前，現在相關資訊已更加普及，也更容易讓人有「自己是不是有類似的障礙」這樣的想法。

但是，當腦中出現「我是不是有發展障礙？」這樣的想法時，「我要到哪裡做檢查比較好呢」、「還是去做個檢查比較好吧」、「要如何申請身心障礙手冊呢」這類個別的煩惱，也沒辦法在社群媒體上一一找到答案。資訊紛雜，有不少人因為沒辦法精準的找到想要確認的資訊而感到更加不安。

如果是這樣的狀況，我建議先與「身心障礙者服務中心」聯繫。身心障礙者服務中心是以協助發展障礙者為目標設立的專門機構，在日本各縣市及政府指定的城鎮都有設置據點。※

透過諮詢，支援中心不僅可以提供合適的資訊，更可以針對造成困擾的部分，作為當事人與醫療機關、就業支援單位等專門機構的橋樑。在這個資訊氾濫，讓人無法準確判斷的時代，能協助篩選合適資訊的發展障礙者支援中心就可說是「支援第一站」。因為沒有身心障礙手冊也可以利用，當你有「我可能有發展障礙？」這樣的疑問時，先到這裡諮詢吧。

另外，最重要的是，不要一直想著「自己想辦法處理就好」。如此一來，可能會因深感孤立無援而更加沒有信心。善用合適的機關與資源，好好處理這樣的狀況吧。

※ 在台灣，若成人或青少年懷疑自己有發展障礙（如自閉症、注意力不足過動症[ADHD]、學習障礙等），可透過以下單位或管道尋求協助與診斷：

(1) **身心科／精神科門診**
若為成人或青少年，可至醫院的身心科（精神科）就診，由醫師初步評估後轉介心理衡鑑或進一步檢查。部分醫院設有「成人自閉症」或「神經發展障礙」特別門診。

(2) **學校輔導室／特教組**
若為在學學生，學校輔導教師或特教組可協助安排校內心理評估，或轉介至醫院進行正式診斷。

(3) **特殊教育資源中心**
各縣市設有特教資源中心，提供家長諮詢、教育評估建議等。

(4) **發展障礙相關基金會**
如「中華民國自閉症基金會」、「台灣過動兒協會」等，提供資訊支持、評估轉介建議及家長課程。

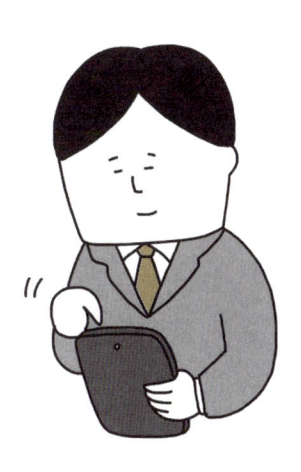

無法專心參與線上課程（講座）

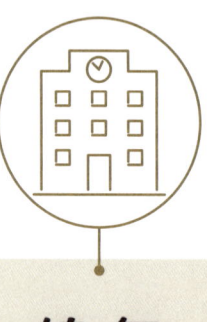

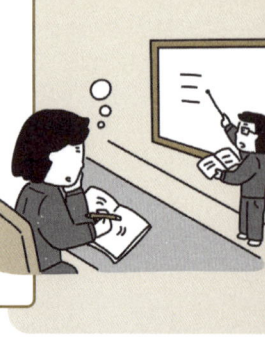

對策
- 用可升降的桌面改變站姿，減輕必須一直站著造成的心理壓力
- 善用隔間減輕周遭帶來的刺激

📖 事例
無法長時間坐在電腦前

在上線上的課程時，有時會漸漸開始腰痠背痛。即使在課程的前半段很認真聽講並做筆記，但是到了後半段，身體就會開始躁動，無法安靜坐著，注意力也無法集中。

此外，只要是使用電腦學習，就會受到周邊視線範圍的事物影響而分心。舉例來說，像是看到書桌旁的書架，就浮現「○○的書真好看，改天再來看一次好了」、「好像很久沒有整理書櫃了呢」這樣的想法，開始思考其他事情，導致無法專心聽課。

為了將意識集中在眼前的課程，並長時間保持專注，該怎麼做才好呢？

💬 原因
因為過動及注意力不足影響專注力

這是受到ADHD「**過動**」特質的影響。有這樣特質的人，為了要讓身體維持在不動的狀態，會耗費相當大的體力及精力。只要一感受到維持同一個動作帶來的不適，之後就很難專注眼前的事物。

另外，有「**注意力不足**」特質的人，很常出現一件事情還沒做完

多數的人如果長時間維持相同的姿勢，會因為身體僵硬不適，而必須切換動作，導致注意力被中斷。但對於有ADHD的人來說，即使只要在短時間內維持相同姿勢都相當的困難。

080

第 3 章 想要讓自己能好好在課堂中學習

又開始做另一件事情的狀況。如果這種特質比較明顯，即便想要專注在眼前的事物，也會不知不覺受到其他事物影響而分心。

專注時間的長短因人而異，但是大多數的人無法長時間維持專注的狀態。

> ✏️ **解決方法**
> 思考如何打造一個身體不會覺得不舒服、也不易受外在刺激的環境

首先，對於無法長時間專注的人，我想要推薦可以調整站立姿勢的「**升降式書桌**」。

升降式書桌可以透過調整桌腳長度，配合需求站著或坐著作業。因為可以輕易變換姿勢，即便是上課途中切換姿勢，也不會受到太大的影響。

> **善用隔間**
> **減輕周遭帶來的刺激**

注意力不足這種特質較為明顯的人，容易受到眼前事物的刺激影響而分心。因此第一步我們要先阻絕可能會映入眼簾的刺激，打造一個可以不受刺激的學習環境。

容易受到移動的人事物影響而分心的人，推薦使用可遮蔽周圍視線的**桌上型隔板、桌用學習擋板**。書桌上盡量不要放置物品，讓視線只停留在最低限度的必需品上。

另外，在上線上課程時，將電腦**設定為專注模式，這樣就不會跳出 APP 的通知訊息影響學習**，也更能專注在目前的課程上。

另外也有可以在桌上使用、移動方便尺寸輕巧的選擇，大家可以依照使用需求選購。

降低周圍刺激的小秘訣

桌用學習擋板

折疊式的桌用學習擋板，可以同時作為管理進度、整理工具

桌上型隔板

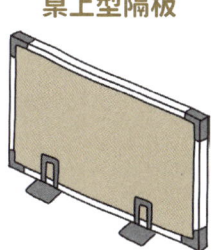

可以立在桌上的隔板

專注模式設定方法

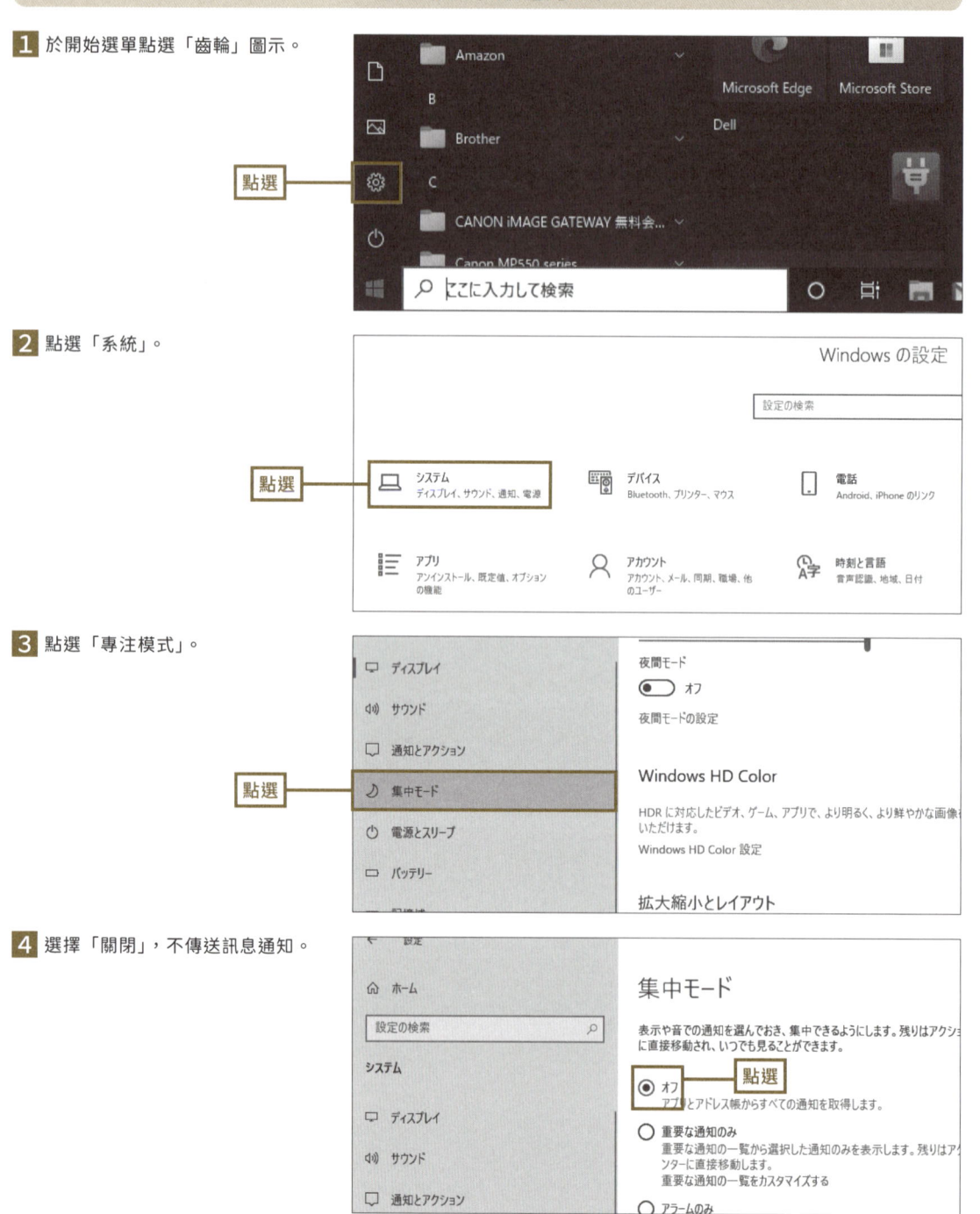

1 於開始選單點選「齒輪」圖示。

2 點選「系統」。

3 點選「專注模式」。

4 選擇「關閉」，不傳送訊息通知。

第 4 章

想要擁有可以自主學習的能力

續航力、環境建構對策

應該要如何有效率地進行自主學習呢？對於容易因映入眼簾的事物或聲音而分心、無法集中注意力的人，在這個章節會分享一些提高集中力的訣竅、選擇參考書到進度安排，還有由發展障礙特性引起的常見困難點等。

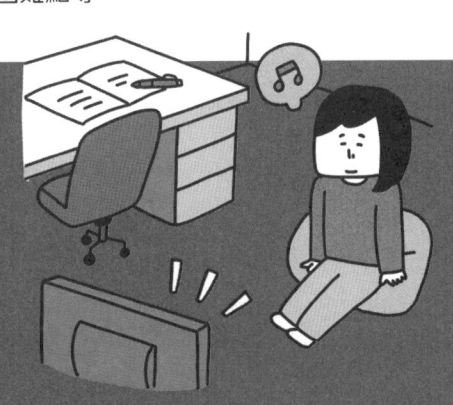

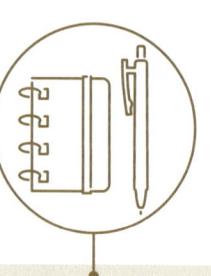

無法將所學好好地整理到筆記本上

對策
- 集中整理在一個地方＆提高搜尋資料的效率
- 為了避免筆記遺失，建議使用活頁紙
- 善用便於搜尋的工具

事例　明明整理好的重點在哪裡呢？

證照考試就在下個月。為了複習並準備考試，決定把到目前為止的筆記及上課記錄做個整理。

然而，筆記沒有好好整理，不知道什麼東西寫在哪裡。此外，原本應該寫在便條紙上的筆記也消失了，無法回想起學習內容。

「咦？沒記錯的話我有統整過

原因　「寫在哪裡了呢？」ADHA注意力不足的特徵是原因

大家或多或少都曾遇過因「把這個單元的重點啊，但是到底在哪裡呢？」東翻西找，1個小時就這樣過去了。

如果可以好好地整理學到的東西，複習起來應該就更輕鬆了才是……。

這主要是受到ADHD其中一個特性：**「注意力不足」**的影響。

上課筆記的內容弄丟了」、「想不起來筆記寫在哪裡」而四處尋找的狀況。但是對於有ADHD的人來說，這類情況發生的頻率極高。

在寫上課記錄或是筆記的過程中，因為受到其他事情影響，注意力轉移，就出現不知道把紀錄放在哪裡、或是忘記統整的筆記寫在哪裡等狀況。

084

解決方法

秘訣是集中整理 & 提高搜尋資料的效率

接下來將針對「把上課的筆記弄丟」、「想不起來整理的筆記寫在哪裡」這兩個狀況，逐一提出相對應的解決方法。

> **為了避免弄丟筆記，推薦使用活頁紙**

首先，為了避免出現「把上課的筆記弄丟」這樣的狀況，請盡可能不要使用便條紙或廢紙做筆記，這個觀念非常重要。一張張的便條紙及廢紙，很容易一個不小心就弄丟了。

再來，建議使用**活頁紙**紀錄上課內容。使用活頁紙做筆記，不僅可以收到資料夾中，更可以依單元

收納筆記的小秘訣

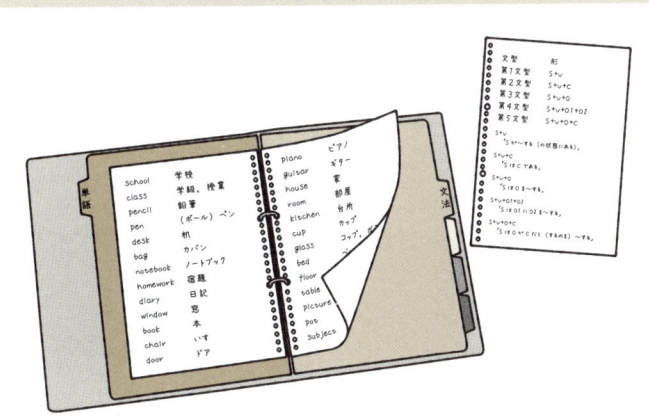

依單元放置索引頁，並把筆記放置相對應的位置

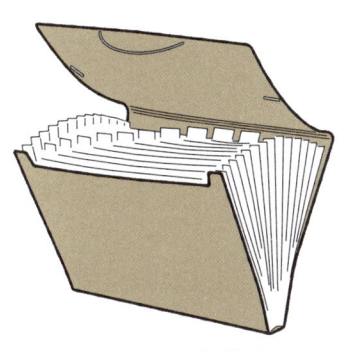

善用多層文件夾

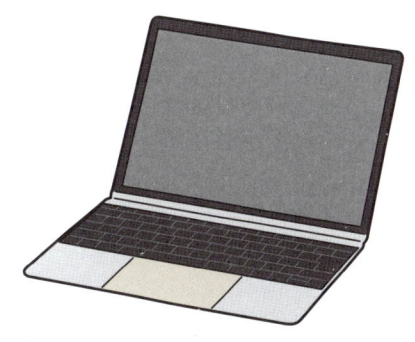

使用電腦做筆記

重新分類，後續要查看或調整順序也相當便利。

另外，不同單元的內容請分開記錄在不同的活頁紙上。如此一來在收納的時候就可以依單元分類，相關的內容也會有固定收納的位置，複習時就會容易查閱。

補習班有時候會發A4尺寸大小的講義。在這種情況下，有些人可能會覺得特地在A4講義上打洞並將其存儲在文件夾中很麻煩。

在這種情況下，可以使用**多層文件袋**，如此一來，就不需要在講義上打洞，也可以好好的把講義跟活頁紙收在一起。對於不擅長整理的人，比起使用活頁筆記本，我建議可以試著利用多層文件夾來做筆記的收納。

善用便於搜尋的工具

再來，我們來想想要如何避免「想不起來整理的筆記寫在哪裡」這個狀況。

我們可以使用電腦紀錄上課內容的方式，避免類似狀況再度發生。如果是手寫的筆記，就必須記住寫在哪裡、寫了什麼，但是如果使用**電腦做筆記**，便可以透過搜尋功能，迅速找到想要找的資料。

提到筆記軟體，我特別推薦使用Evernote。Evernote有兩大便利之處。

第一個相當便利的功能是「筆記」可整理到「筆記本」中。如果不曾使用Evernote的人，可以想像「筆記」想像成筆記本的一頁，「筆記本」就是把這一頁頁的筆記統整成一本，這樣應該會比較易

於理解。以大單元為單位分別製作「筆記本」，將相關連的「筆記」統整在一起，日後要查看、調整或修改也更為容易。

再來，Evernote第二個相當實用的功能是搜尋功能，搜尋效率非常的高。Evernote中的搜尋不僅限於文字的內容，還可以搜尋附加圖片中的文字。也就是說，如果用手機把參考書的內容照下來，貼到Evernote裡面，之後只要透過搜尋，就可以輕鬆地找到想要閱讀的內容。在考試前，將想要重看一次的頁面存到Evernote中，之後搜尋內容就可以很迅速地找到相對應的頁面了。

常常想不起來筆記寫在哪裡的人，請務必試試Evernote。

Evernote帳號註冊方法

1 連結至 https://evernote.com/，點選 Get Evernote Free。

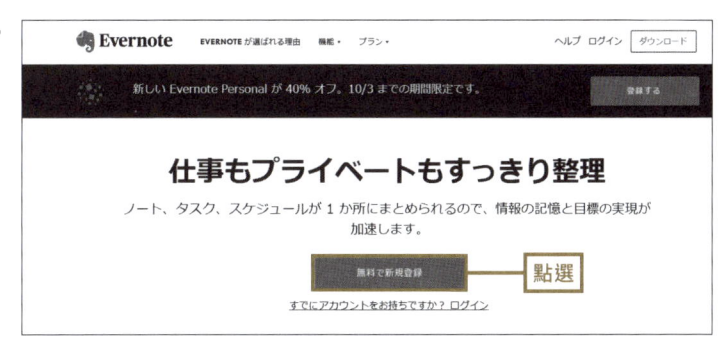

2 選擇使用方案。一開始先試試免付費的基礎版本吧。

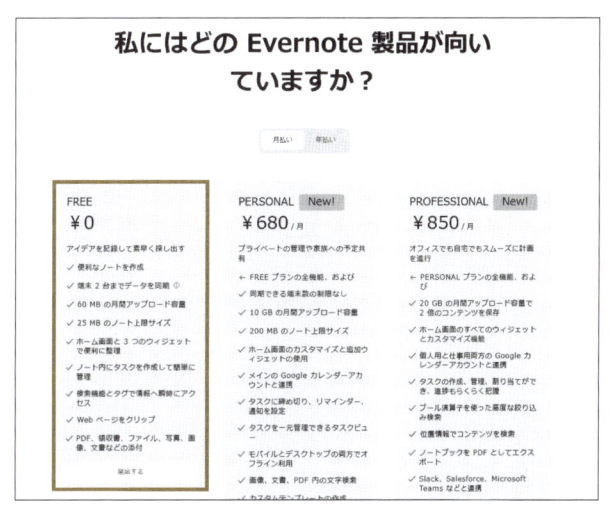

3 設定註冊信箱及密碼。

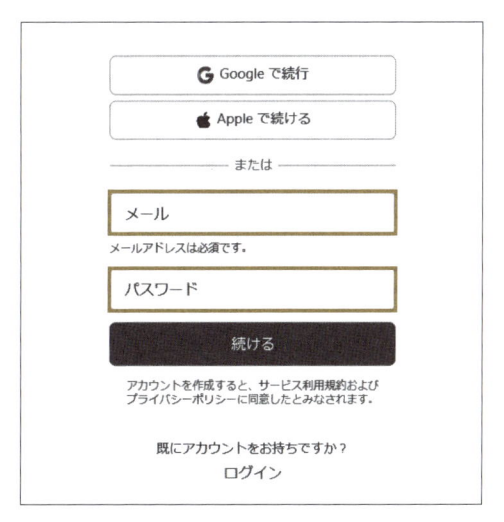

Evernote記事本、記事的建立方法

1 從左邊選單點選❶「記事本」。從操作畫面右方選單中點選「重新命名記事本」❷，將名稱改為學習科目等較容易辨識理解的名稱。依科目製作不同的記事本。依需準備的科目數量製作相對應的記事本❸。

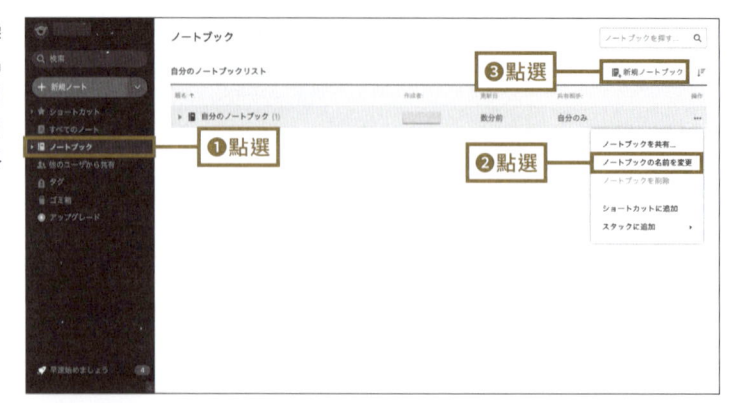

2 建立好記事本後，點選想要建立筆記的科目記事本。

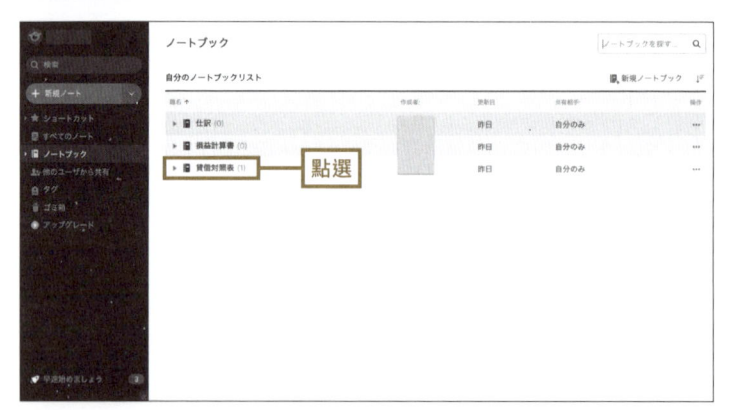

3 開啟頁面後，點選左邊選單的「記事」，建立新的記事並輸入標題。

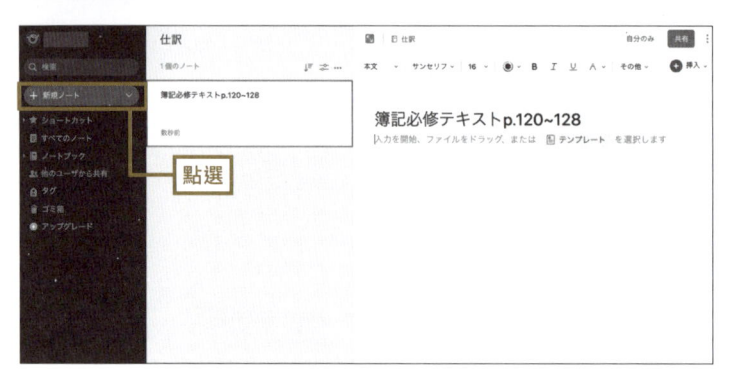

088

Evernote上傳照片及搜尋方法

1 開啟照片所在的檔案夾,將游標移至照片上,持續壓著滑鼠左鍵並同時將照片拖曳至Evernote的畫面中。

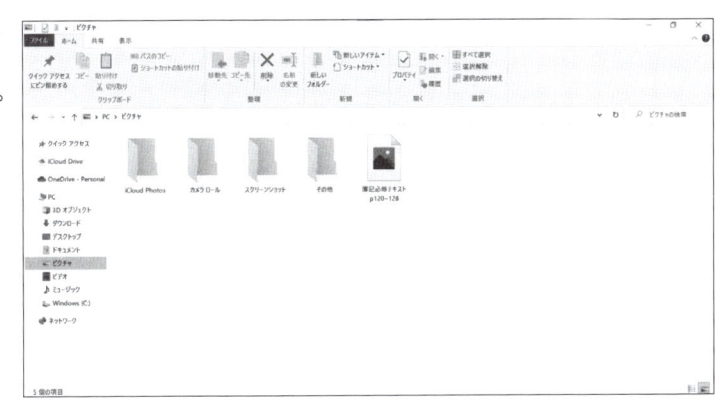

2 將圖片檔案拖曳到筆記本上後,圖片檔案就會自動附加到筆記本裡。

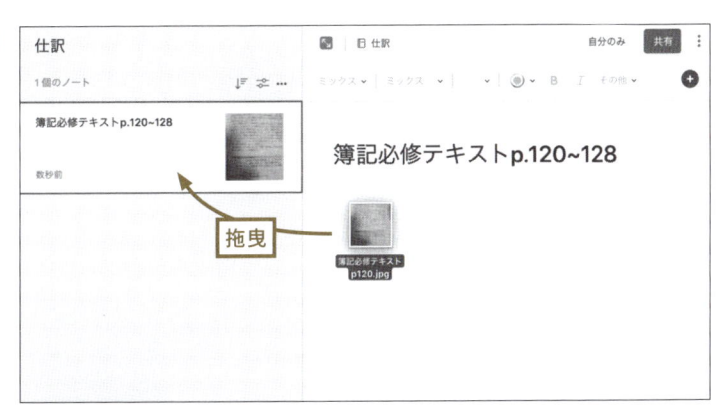

3 想搜尋圖片中的文章內容時,在左邊選單上面「搜尋」欄位輸入關鍵字。如果在內文或講義中找對應的字詞,便會顯示相對應的記事。把書裡重要的內容或講義照下來,存取在Evernote中,想要搜尋的時候就可以很快的找到了。

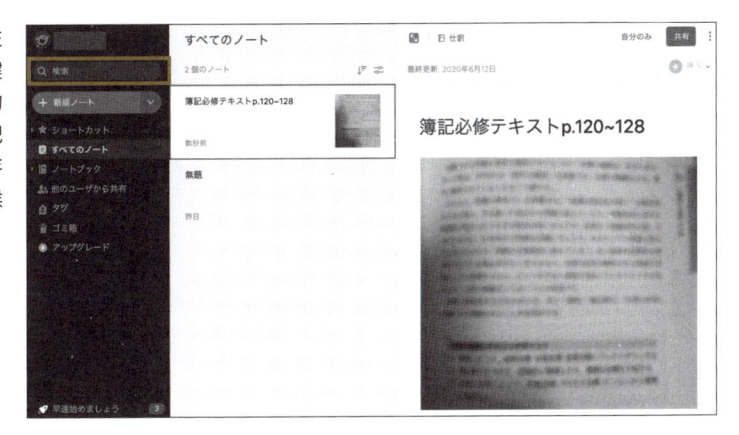

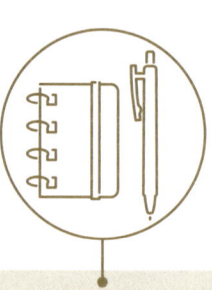

無法專注學習（視覺篇）

對策
- 找一個周邊沒有人的學習環境
- 把螢幕的亮度調低
- 想方法讓白紙不會反光

事例

容易因他人動作分心，而且長時間看電腦，眼睛會覺得刺痛

最近開始準備證照考試，如果待在自己的房間，一不小心就會開始打電動，要不然就是一直睡覺，所以決定在家人看得到的地方，也就是客廳讀書。但是，不管怎樣都無法持續集中注意力。只要看到家人經過客廳，就會很在意，沒有辦法專心學習。

另外，一邊看YouTube上的影片教材一邊學習，但時間一長，眼睛就會開始覺得刺痛。到底在什麼樣的環境下，才能集中精神好好讀書呢？

原因

視覺敏感是造成分心的原因

相當在意旁人的一舉一動而分心，對於電腦螢幕等的光線過於刺眼，這都有可能是受到「**視覺敏感**」的影響。

而因為聽覺、視覺、觸覺、味覺、嗅覺等五感敏感的關係，導致有過度刺激出現時，會出現不同的反應，這就是所謂的感官敏感。視覺敏感屬於感官敏感的一種。

如有視覺敏感，除了上述提及的症狀外，也會出現如特別在意廣告文宣、覺得太陽光或白紙反射的光線非常刺眼等症狀。

據說，有ADHD或ASD的人更容易出現感官敏感的狀況。因此，在學習時就需要考量感覺特性並加以調整。

090

第4章 想要擁有可以自主學習的能力

解決方法 打造不易受到刺激的環境

即便是同樣有視覺敏感的人，有些對於周遭人物的移動相當敏感，有些人則是對電腦的亮度或紙張的反光線會感到不適。依照自己的狀況，打造一個合適自己的學習環境吧。

> **容易受到周遭的人物動作或是看板資訊影響的人**

如果容易受到周遭的人物動靜影響，就不要選擇在圖書館或是咖啡廳等地方讀書，而是要**挑選周圍沒有人的獨立空間**為主。

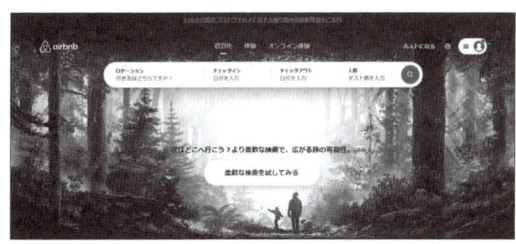

舉例來說，如果是在自己的房間讀書容易受到遊戲、漫畫甚至是床的誘惑而干擾學習，有不少人會偏好在家以外的空間學習。如此一

在日本可以用實惠的價格租借空間的代表網站

● Airbnb
https://www.airbnb.jp/

為空屋屋主及想要租借房屋的人提供媒合服務

● x-house
https://x-house.co.jp/

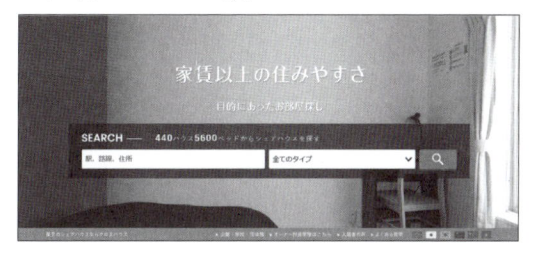

採訂閱制，訂戶可以免費使用所有的合作空間

● Spacemarket
https://www.spacemarket.com/

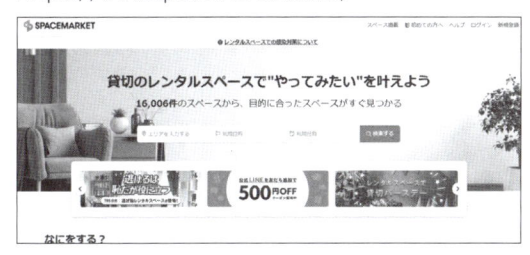

提供15,000個以上如租借會議室、獨立空間、活動場地、攝影棚等地的租借服務

● ADDress
https://address.love/

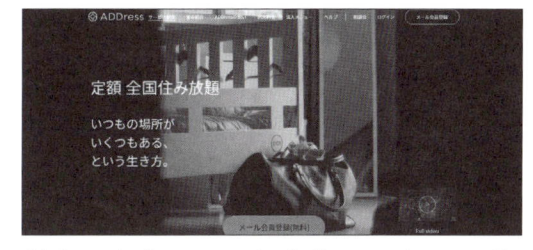

繳交固定費用可以免費使用28個以上的居住空間，如有額外訂閱可以有更多居住據點的選擇

來，就必須試著挑選不會受到周遭人物影響的學習環境。

我推薦使用的工具是第81頁也介紹過的**桌用學習擋板跟桌上型隔板**。藉由遮蔽眼前及側邊的視線，就能有效防止周圍人們的動靜映入眼簾。

另外，有視覺敏感的人常對過於鮮明的海報裝飾相當在意，因此，學習空間的牆壁請盡可能地保持乾淨，不要有過多的裝飾。在家裡以外的空間讀書時，盡可能選擇光線不要太過刺激的環境，這點相當重要。

有些人可能沒有辦法找到完全符合上述條件的學習環境，在這種特別需要專心的時間點，可以考慮花錢到飯店等租借空間讀書。最近，在Airbnb及Spacemarket等網站，可以用相當實惠的價格租借房間。在考試前特別需要專注的時候，可以試著以季為單位短期租借使用。

會感到相當的不舒服。面對這種狀況，首先可以採取像是**不要坐在靠窗邊的位置、將窗簾拉緊**等應對策略。另外，如果可以調整房間的照明亮度，也可以試著降低室內的光線亮度。

在意螢幕亮度的人……

會受螢幕亮度影響的人，請試著**調低螢幕的亮度**。如果是使用Windows系統，可以同時按住「Fn（功能）」及「F7」便可提高螢幕亮度，同時按住「Fn」及「F6」螢幕亮度則會降低。使用Mac的話，在鍵盤上可以找像太陽的符號，按壓太陽光線較長的按鈕便可提高螢幕亮度，按壓太陽光線較短的按鈕，螢幕亮度則會降低。

在意紙張亮度的人……

白紙的反光會讓不少人的眼睛覺得不大舒服，這時候不管是在講義上放上淺色半透明墊板或把講義影印在有顏色的紙上，都是不錯的應對方式。

此外，近期市面上也有販售針對視覺敏感的人設計的筆記本。如A.X.CO. 推出的「**綠色筆記本**」可以有效減少約14％的反射光、對眼睛溫和的紙張製成的筆記本。顏色也有相當多的選擇，可以選一個自己看起來順眼的款式使用即可。

在視覺敏感的人當中，有些人對於白紙反射的光線會感到相當刺眼，因此導致在看講義或是筆記時

092

在意紙張亮度的人可採取的應對策略

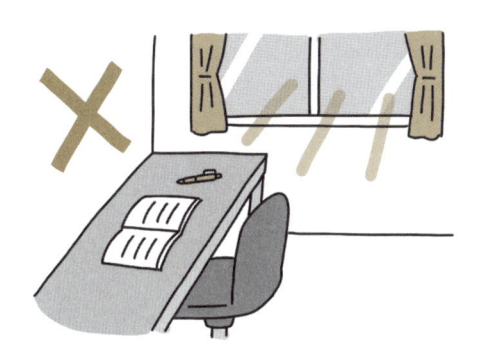

不要坐在窗邊

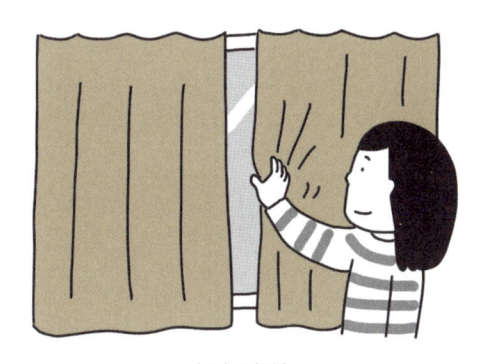

拉起窗簾

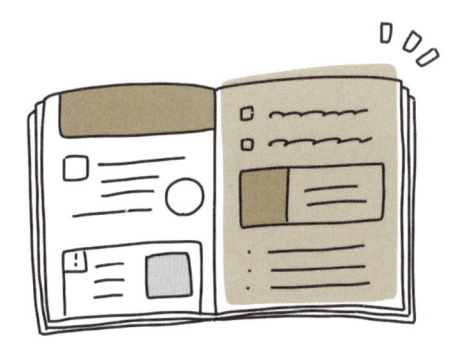

在講義上面
放一層薄的有色半透明墊板來閱讀

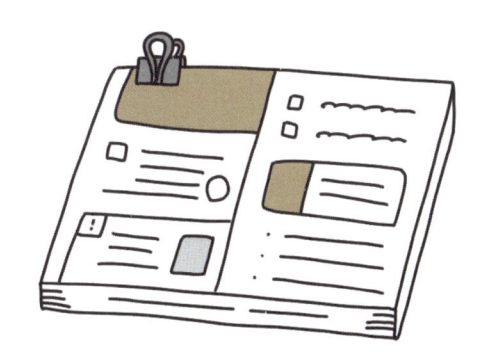

用有色影印紙印講義

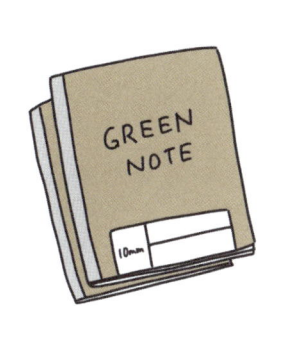

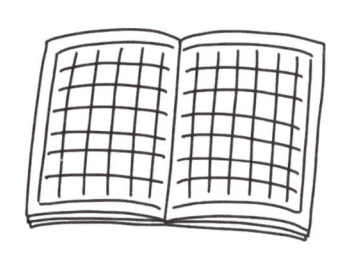

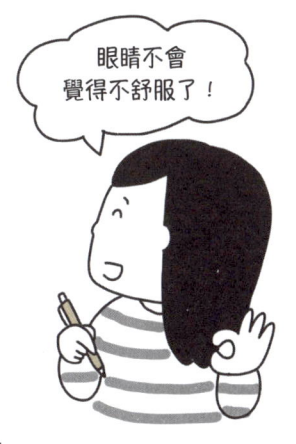

選擇可以過濾反射光的筆記本

眼睛不會
覺得不舒服了！

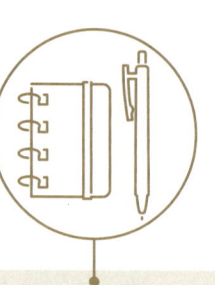

無法專注學習（聽覺篇）

對策
- 善用耳罩
- 搜尋適合自己的耳塞
- 善用數位耳塞

事例：腦中一直出現空調聲或是工地作業的聲音

因為在家裡沒辦法好好讀書，所以前一陣子註冊了共同工作空間。共用空間採月費制，每個月有固定的使用額度，因為24個小時都可以使用，也在下班回家的路線上，非常地方便。

但是，開始使用共用工作空間過了一陣子就遇到了點狀況。因為共用空間的空調換了新的，結果空調的聲音讓人相當在意。再加上附近開始施作工程，施工的聲音也會傳過來。不僅讓我無法專心，甚至還出現了頭痛的狀況。

原因：對聲音敏感是因為聽覺敏感所致

這樣的狀況，有非常高的機率是受到前章節提到「感官敏感」的影響。如果對聲音特別敏感甚至出現頭痛的症狀，那就有可能是「聽覺敏感」所引起。

空調或是敲打鍵盤等這種一般人覺得不太明顯的聲音，對有聽覺敏感的人來說會覺得異常的大聲。

另外，針對特定音域的聲音，例如工地作業聲、狗叫聲等等，有時會伴隨著聲音在腦中迴響而感到「疼痛」的感覺。

解決方法：活用為了聽覺敏感的人所設計的工具

對於聽覺過敏的人來說，實用的工具包括「耳罩」、「耳塞」和

094

「**數位耳塞**」。這些工具可以幫忙隔絕，讓聽覺過敏者難以忍受的音域，從而防止聲音在腦海中迴盪引起的疼痛。

「耳罩」、「耳塞」以及「數位耳塞」都具有過濾聲音的功能，但各有特點。以下將解釋它們的優點、缺點和推薦的使用方法。

> **耳罩隔絕聲音的效果佳，
> 但不推薦給感官敏感的人
> 使用**

首先，我們來看看耳罩。耳罩的形狀與耳罩式耳機相似，可以完全覆蓋耳朵。由於緊密貼合耳朵，因此優點是**隔音效果極佳**。但也因為完全阻隔了聲音，所以不管是周圍的人聲，或是廣播等聲音也完全聽不到，這也是耳罩的缺點。

另外，因為會持續壓著耳朵，感官敏感的人可能會覺得不太舒服。耳罩接觸耳朵的部分材料和壓迫的強度，會因不同類型的耳罩而異，建議先**實際試戴，再選出適合自己的款式**吧。

> **耳塞在睡覺時使用
> 相當便利，
> 但隔音效果差**

接下來要介紹的是耳塞。耳塞雖是比較老式的產品，但是**價格相當實惠並隨處可得**。與耳罩和數位耳塞不同，**耳塞不易脫落，即使在睡覺時也很容易配戴**，這也是它的優點。

近期市面上也有販售矽膠材質的耳塞，有些不僅可以配合耳朵調整形狀，比起耳罩，在使用上較不會有壓迫感，對於感官敏感的人來說接受度也比較高。

另一方面也因材質的差異，比起耳罩或是數位耳塞，耳塞的隔音效果比較差。例如，工地施工的噪音等，耳塞大概可以阻絕80％的聲音，但是還是可以持續聽到細微的聲響。如果對於這些細小的聲音會感到不適的人，下一個部分介紹的數位耳塞可能會更加適合。

> **使用數位耳塞時，
> 仍可對話及聽到通知廣播**

最後，要介紹給大家的是KING JIM推出的「數位耳塞」。數位耳塞是一種數位設備，可以消除被稱

KING JIM推出的「數位耳塞」也有無線的選擇

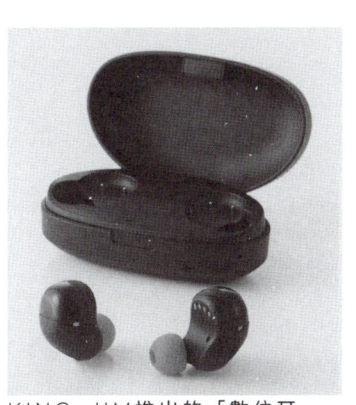

為「環境噪音」的特定頻率的聲音，例如冰箱和空調的機械聲以及火車的車廂噪音。

數位耳塞不像傳統耳塞，是以物理性的方式堵住耳朵遮蔽聲音，而是透過耳機裡面內建的小型麥克風放出與周圍環境噪音反相位的聲**音，藉此過濾噪音**。因此，它的特點是可以幾乎完全消除特定頻率的聲音。此外，它具有可以清晰聽到呼叫、通知廣播和鈴聲等必要聲音的機制。

數位耳塞的體感效果還是有個人差異，因此購買前請盡可能在店裡試用後再做決定。

另外，不限於數位耳塞，感官敏感的人除了聽覺敏感外，也常有觸覺敏感的狀況。除了隔音效果外，耳機的形狀、尺寸、材質是否適合自己的耳朵，這些都需要進行確認。即便使用後能隔離干擾的聲

幫助改善聽覺過敏的工具優缺點

	優點	缺點
耳罩	隔音效果佳	・物理性的遮蔽聲音，因此連周圍的人物聲音都會聽不清楚 ・耳朵周圍長時間受到壓迫，感官敏感的人非常有可能感到不適
耳塞	・價格實惠且容易取得 ・睡覺時使用也不易脫落 ・壓迫感較小，對於感官敏感的人來說，接受度較高	有些耳塞的隔音效果比起耳罩或是數位耳塞還差
數位耳塞	幾乎可以不受限制地過濾特定頻率的聲音，同時又能夠聽到呼叫、通知廣播或來電鈴聲等必要的聲音	比一般的耳塞昂貴，購入門檻較高

096

音，但如果使用時不舒服或因尺寸不合而感到疼痛，這樣就失去使用的意義了。

雖然比起在網路上選購，到店裡挑選似乎費時又費力，但對於深受聽覺或觸覺敏感困擾的人來說，我建議實際到店裡試用後，再做挑選比較好。

儘管如此，比起一般常用的耳塞，數位耳塞因價格較高，提高了購買門檻，這也可以說是數位耳塞的缺點。

在釐清會對自己造成干擾的聲音、比較各品項的優缺點後，找出適合自己的工具吧。

> **Column**
>
> ### 為了找到適合自己的學習方式，必須了解的「訊息處理特性」
>
> 　　不是全盤接收身邊的人的學習方法，而是需要依照自己的特性做出選擇。在找出適合自己的學習方法時，我希望讓大家先知道的關鍵字是「訊息處理特性」。
>
> 　　訊息處理特性指的是處理資訊時的傾向或偏好。基本上可分為「序列處理」及「平行處理」兩種。在有發展障礙的狀況下，可能會較擅長或是較不擅長某一種處理方式。了解自己偏向哪一種處理訊息的方式，是在尋找適合自己學習方法時相當重要的參考指標。
>
> 　　首先是序列處理類型。偏向此類型的人，非常善於解讀依序傳達的情報。例如，在被告知路線時，如果「首先，在第一個路口向右轉，直行約30公尺。再來，當右手邊出現一家便利商店時向左轉。最後，在看到公園的轉角向右轉」這樣按順序說明的更容易理解的人就屬於這種類型。
>
> 　　再來是平行處理類型。偏向此類型的人，善於先掌握整體概念後再理解各項細節。例如看地圖時，如果認為一口氣掌握從起點到終點的移動整體圖像更容易掌握路線的人就屬於這種類型。
>
> 　　先了解自己擅長的訊息處理類別，在選擇參考書等書籍時，可依照以上說明的方式進行判斷，會更容易找到適合自己的學習教材。舉例來說，擅長序列處理的人，適合使用會一步步依照順序清楚說明的參考書。善於平行處理訊息的人，則適合選擇會透過插圖或圖像的方式清楚呈現整體觀念的書籍。另外，如果補習班有個別指導的課程，也可以事先告訴講師自己接收資訊的習慣，並詢問可否依照訊息處理的特性進行解說。希望大家能在了解自己訊息處理的特性下，找到適合自己的學習方式。

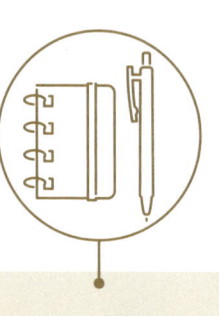

無法專注學習（ADHD篇）

事例
明明知道必須學習，但……

剛剛坐到書桌前要開始證照考試的準備，但是完全沒有進展，甚至連注意力也沒辦法持續10分鐘。

想說看個參考書好了，卻在不經意間看起了漫畫，不然就是懶散的躺在床上……這些都只是家常便飯。雖然知道再不讀書就糟糕了，但是不知道為什麼，就是沒有辦法專心。

原因
沒有興趣的事物就連10分鐘都無法專注

無法專注在眼前的練習或是遊戲，這都是受到ADHD「**注意力不足**」的特性影響所出現的狀況。一件事情無法從頭到尾一鼓作氣完成，中途很快會開始做其他的事情，這就是注意力不足的現象。

即使沒有ADHD，隨著時間的推移，人們的集中力也會減弱，但ADHD患者的集中力持續時間尤其短。

另外，有ADHD傾向的人若對一件事情不感興趣，連10分鐘都無法集中注意力，但對有興趣的事物，可能陷入經過數個小時都不會厭倦的「**過度專注**」狀態。因此有很多人會出現「明明只要努力就應該可以做到，但是為什麼這麼懶散」這樣的想法，並對學習失去了信心。

對策
- 同時學習數個科目或單元
- 適度的規劃休息時間
- 試著找出在做什麼事情時，可以延長學習時間

098

第 4 章　想要擁有可以自主學習的能力

> **解決方法**
> 不靠意志力，而是思考如何建立一個能讓學習進展的機制

對有ADHD傾向的人來說，重要的不是「不管怎樣只要努力就能專心」這種靠意志力的想法，而是打造一個即便專注力不足時，也能好好學習的環境，這樣的觀念非常重要。以下將介紹「同時並行學習法」及「邊做其他事邊學習法」這兩種學習方式。

同時學習數個科目或單元

首先想要推薦給大家同時進行數個科目或單元的學習方法。只要覺得讀膩了就換下一個科目（單元），如果又覺得膩了就再換另一個，藉由轉換科目（單元）維持專注、持續學習。只要**事先準備好多個科目的參考書**，就可以迅速地進行科目上的切換了。

適度的規劃休息時間

即使下定決心「這2個小時就讀這一個科目吧」，但隨著時間流逝越來越難專心，要達到2小時的目標實在有點難度。正因為如此，**適度的規劃休息時間就非常重要**。

舉例來說，平常專注力大概可以維持30分鐘左右。在這樣的狀況下，可安排約25分鐘就可完成的學習份量，這樣就能在專注的狀態下完成安排的進度了。

即便心想「應該還可以再多做一點吧」，也還是先稍作休息。抱持著「還想要多做一點啊」這種猶未盡的心情去休息，在休息後也更容易重啟學習的開關喔。

在進行學習的同時，做一些其他的事情

另外，我也推薦「邊做其他事邊學習法」。在有ADHD的狀況下，受「過動」特性的影響，如果長時間維持同樣的姿勢，常會帶來相當的心理壓力。而比起邊活動身體邊讀書，久坐的學習狀態更是會耗費極大的精神跟氣力。

因此可以透過邊活動邊學習，例如在洗澡時、運動時等，**把學習**

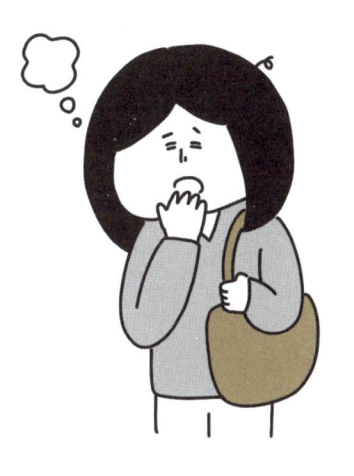

在 iPhone 上讓 Kindle 讀取內容的方法

1 從「設定」中點選「輔助使用」。

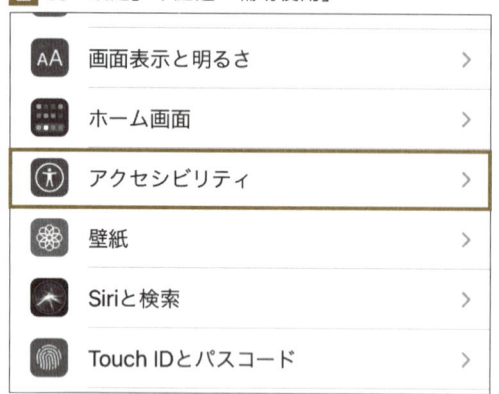

AA	画面表示と明るさ	>
	ホーム画面	>
	アクセシビリティ	>
	壁紙	>
	Siriと検索	>
	Touch IDとパスコード	>

2 點選「語音內容」。

AA	画面表示とテキストサイズ	>
	動作	>
	読み上げコンテンツ	>
	バリアフリー音声ガイド	オフ >
身体機能および操作		
	タッチ	>

3 開啟「朗讀螢幕」功能。

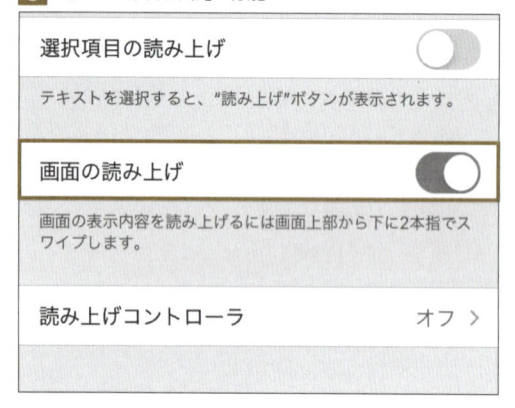

選択項目の読み上げ	○
テキストを選択すると、"読み上げ"ボタンが表示されます。	
画面の読み上げ	●
画面の表示内容を読み上げるには画面上部から下に2本指でスワイプします。	
読み上げコントローラ	オフ >

4 如想要發音的性別,請點選「聲音」。

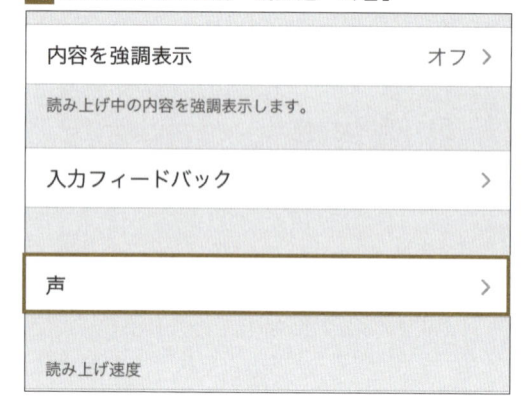

内容を強調表示	オフ >
読み上げ中の内容を強調表示します。	
入力フィードバック	>
声	>
読み上げ速度	

5 點選想要的語言。

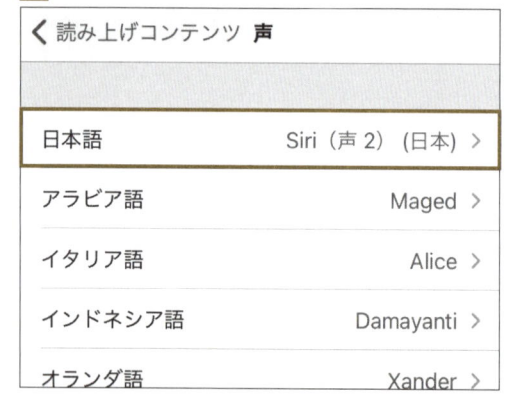

< 読み上げコンテンツ	声	
日本語	Siri(声 2)(日本)	>
アラビア語	Maged	>
イタリア語	Alice	>
インドネシア語	Damayanti	>
オランダ語	Xander	>

6 選擇朗讀聲音。

< 声	日本語	
日本語(日本)		
Kyoko		>
Otoya 315 MB		☁
Siri		声 2 >

100

第4章 想要擁有可以自主學習的能力

和其他的動作結合起來，不僅能更**加專注，也能讓學習更為持久**。在健身房邊跑步、邊騎腳踏車邊讀書，或在戶外邊散步邊讀書，都是可以嘗試的方法。

在使用「邊做其他事邊學習法」的時候，經常會伴隨著身體的活動，因此有時可能難以閱讀課本。這時候利用**有聲教材**就相當便利。只要輸入「考試名稱＋有聲教材」等關鍵字搜尋，就會出現各種相關資料。可以先試聽，覺得不錯再購買。

另外，如果參考書有在Kindle上販售，就可以使用朗讀的功能。但是因為是使用機械音朗讀，比起有聲教材，聽起來可能會較為生硬，因此可以先試試看適不適合自己再做決定。

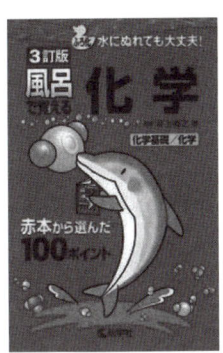

日本數學社推出的「泡澡記憶系列」，使用即便碰到水也不會破掉的防水材質，非常適合想在浴室學習時使用

在浴室或廁所等，日常生活的場所，我也建議大家可以使用「邊做其他事邊學習法」提升學習效率。目前市面上也有販售即便在浴室也不會弄濕的防水單字表及參考書。像是日本數學社推出的「泡澡記憶系列」等，就是使用可以防水的特殊紙張。這樣的教材在洗澡時閱讀，也是一種學習的選擇。

最後，把常常搞錯的重點寫在紙上並貼在廁所，這樣每次進廁所就可以看到，因此更容易記住。

並非只有坐在書桌前讀書才能學習。充分利用日常生活中的瑣碎時間，才能學得更有效率喔。

確實活用每天零碎的時間，提升整體學習進度

最後，想分享如何善用每天通學、通勤或等待的零碎時間，用以提升整體學習進度的方法。

善用零碎時間的方法可分成兩個步驟。第一步，**找出每天的例行公事中會產生的零碎時間**（例如大眾運輸工具的移動時間），第二步，**依時間長短判斷可以學習的份量，把學習內容記錄在手機的記事本中**。

如此一來，當突然有空檔時，就能參考記事本中的內容，選擇在時間內可以完成的學習事項，馬上切換至學習模式狀態。

關於善用零碎時間的範例，會在後面的單元進一步介紹。有興趣的朋友請務必參考看看。

學習途中會忍不住查看手機

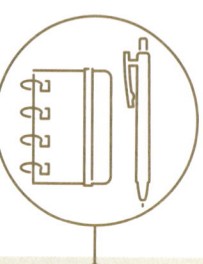

對策
- 把手機暫時放在家人、夥伴、朋友身上
- 將手機設定為飛航模式
- 善用戒手機APP

事例：在學習時，一不注意就會拿起手機

現在雖然在準備證照考試，但是出現了最難對付的敵人「智慧型手機」。當LINE的提醒音效響起時，會很在意「是誰的訊息呢？」，忍不住的就拿起手機查看。

另外在無法專注時，想說「休息個十分鐘」，沒想到卻打開手機遊戲，結果不知不覺，一個小時就這樣過去了。

想要戒掉讀書讀到一半就突然開始玩手機的習慣，我到底該怎麼做比較好呢？

原因：受ADHD的易衝動及注意力不足特性所致

這是受到ADHD特質中「**衝動**」特性影響而出現的狀況。一聽到LINE的提醒音效，無法抑制內心「馬上想知道是誰、發來了什麼訊息」的衝動，迅速拿起手機查看，根本還來不及出現「現在正在讀書，之後再確認好了」這樣的想法，手就已經伸出去了。

另外，對有興趣的事物會忘我投入的「**過度專注**」特性，更是加劇了這個情況。只要一開始玩遊戲，就會不自覺地忘記時間，沉迷其中。

解決方法：打造一個拿不到手機的環境

不管是如何下定決心告訴自己

102

將手機設定為飛航模式

「不要去拿手機」，這都沒有意義，這時該做的是打造一個拿不到手機的環境。

最有效的對策，是在學習的時候，把手機交給家人、夥伴或是朋友保管。

把手機暫時放在家人、夥伴、朋友身上

若有能阻止你碰手機的人，即使你想去碰它，也會因為他們的介入而無法做到，這樣就能完全防止「不小心碰到手機」的情況發生。

但是，大多數的人可能會遇到「附近沒有可以把手機交給他保管的人」的狀況。這時候就好好利用手機的「飛航模式」吧。

在iPhone設定飛航模式的方法

方法1

1. 從螢幕上方向下滑，跳出控制中心的畫面。
2. 點選「飛航模式」。

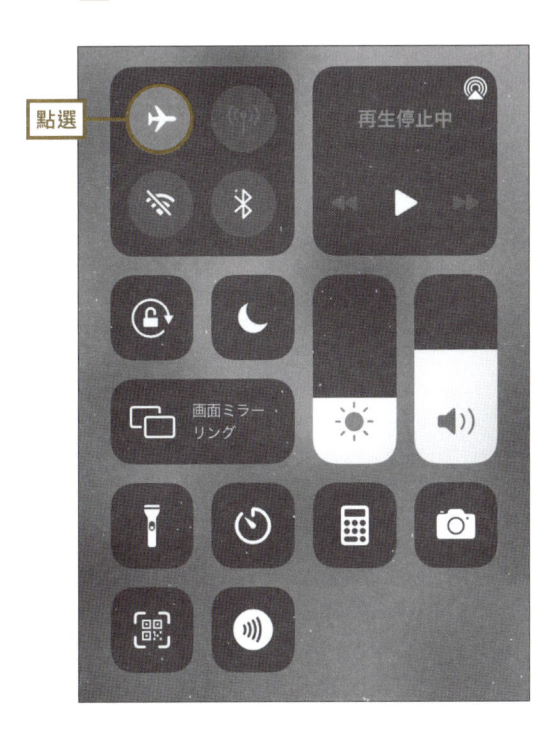

方法2

設定從「設定」中開啟「飛航模式」。

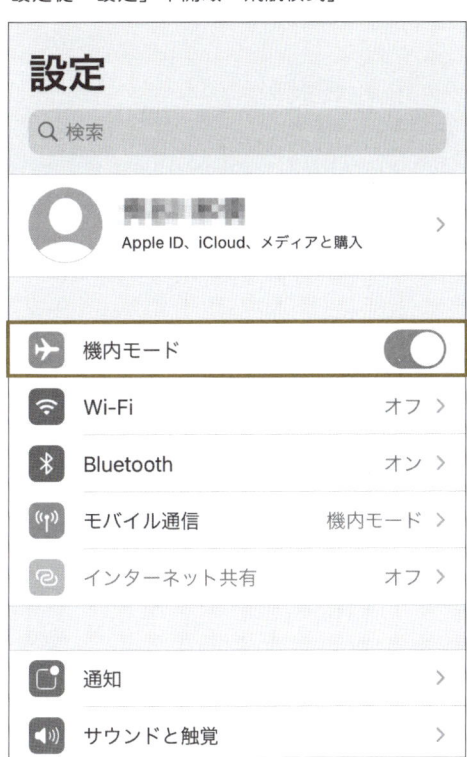

通常飛航模式是我們在搭乘飛機時開啟的，完成設定後手機便無法連接網路，也因此不會收到LINE等社群媒體或應用程式的訊息通知。

一旦沒有訊息通知，專心讀書的狀態就較不容易被打斷，請務必試試看這個方法。

善用戒手機APP

為了避免觸碰智慧型手機，還有一個推薦的方法，那就是使用「戒手機APP」。

這些應用程式中，有些以遊戲的方式來防止你使用手機。舉例來說，設定好自己想要專注的時間，若在這段時間內都沒有使用手機的話，就能獲得獎勵，像是讓魚成長的應用程式「不碰手機來養魚吧」（スマホをやめれば魚が育つ）。如果在一定時間內不觸碰智慧型手機，就能收集養魚所需的物品，並讓魚成長。因為魚的種類相當豐富，可以持續收集不易厭倦。也可以使用圖表呈現專注的時間長短，達到激勵的效果。

另外，還有其他各式各樣的應用程式，如下一頁所列的那些，若不觸碰手機，就會收到獎勵訊息。大家可以試試看哪一個比較符合自己的喜好。

Column 📖

妨礙學習的遊戲成癮的恐怖之處

無法自己控制玩遊戲的時間及頻率，而且玩遊戲的優先順位遠高於其他事情。即使日夜顛倒、影響課業，還是無法戒掉遊戲。你有看過有這樣症狀的人嗎？

這種症狀我們稱為「遊戲成癮」。世界衛生組織（WHO）在2018年時，已將「遊戲障礙」納入「國際疾病分類（ICD）」中。同一年，日本厚生勞動省也發表了估計，認為中學生和高中生中疑似有遊戲成癮的達93萬人，這已成為一個嚴重的社會問題。

許多有發展障礙的人在溝通上感到困難。有時也會聽到會為了避開人際交流，而沈迷遊戲世界的案例。此外，還有因為特定特徵引起的壓力或與周圍關係惡化而導致的二次障礙，例如憂鬱症或長期的社交退縮等不適應現象。因此，需要注意遊戲依存的問題。

正在閱讀這篇文章的你，如果也有想讀書卻無法克制、不停玩遊戲的狀況，我希望你能好好確認玩遊戲的時間是否過量，檢查一下自己是否已經過度沉迷，是否有因為熬夜玩遊戲或課金而導致經濟狀況惡化等嚴重問題。

當然，「喜歡玩遊戲」可說個人興趣的一種。但是，如果這個興趣會導致日常生活或是人生出現嚴重問題時，就必須盡快採取應對措施。遇到這樣的問題請不要獨自面對，試著諮詢擅長處理成癮症的醫師。

代表性的戒手機APP

● **不碰手機來養魚吧**（スマホをやめれば魚が育つ）
- 支援你不使用手機並專注於工作的免費應用程式
- 僅限iOS使用
- 可自行設定預計專注的時間長度，只要能在時間內不使用手機的話，就可獲得養魚相關的道具
- 透過收到的道具可以讓魚成長或是獲得其他品種的魚類
- 專注時間會以圖表形式顯示，達到激勵的效果

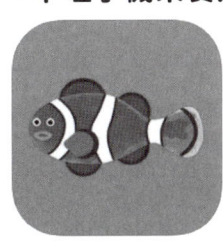

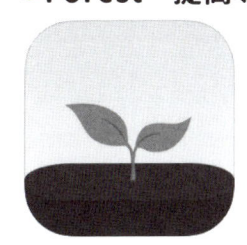

● **Forest - 提高專注力**
- 不使用手機，APP裡的樹木才能長大
- 有松樹、櫻花樹、針葉樹等，豐富的樹木種類
- 依專注時間長短可獲得相對應的金幣，可以用來種植實體樹木

● **Flipd: focus & study timer**
- 在任務完成前，手機會遭到鎖定，無法使用
- 如果使用其他應用程式，會以通知的方式提醒
- 可以設定不使用手機的時間

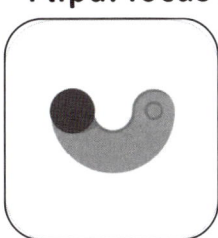

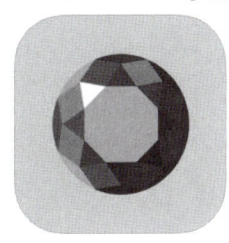

● **Collect - 專注作業**
- 只要25分鐘不使用手機就可獲得寶石
- 可以查看工作歷史記錄，回顧自己集中了多少時間
- 可以在排行榜上與其他用戶競爭，互相鼓勵

一不注意休息時間就過長了

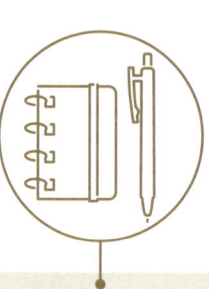

對策
- 將適度的休息變成日常習慣
- 打造一個適合自己的學習環境
- 減少來自周圍的刺激，並設定獎勵以抑制衝動

事例
想稍作休息，注意到時已超過30分鐘……

因為學習超過了2個小時感到疲憊，所以決定稍作休息。原本想說在床上躺個15分鐘就好，沒想到一不注意，30分鐘就這樣過去了。明明知道應該要現在立刻起床去讀書，卻想著剛剛實在讀得太累了，再休息五分鐘好了……。不斷地重複這樣的想法，結果1個小時就過去了。

原因
容易疲倦，不擅長擬定計畫

像這樣賴在床上浪費學習時間的狀況反覆發生了好幾次，但卻怎麼也無法約束自己。

有沒有什麼方法可以讓學習的專注力和動力不中斷，同時又能適度地休息呢？

造成疲勞的主要原因包括「**過度專注**」和「**感官敏感**」。

當陷入對感興趣的事物的「過度專注」狀態時，即使能持續投入專注力很長時間，但在專注力耗盡後，會感到極度疲憊。

而對有「感官敏感」等特定聲光刺激反應較大的人來說，長時間待在明亮的房間，或是嘈雜的環境學習，也會在不知不覺中消耗大量能量。

ADHD和ASD共同的特徵之一是「**容易疲勞**」。

106

第 4 章　想要擁有可以自主學習的能力

另外，「**不擅長擬定計畫**」也是容易引起疲倦感的原因之一。

這種情況通常源於「**時間感知能力薄弱**」，而不善擬定計畫，常出現反推時間時無法準確計算，而安排了過長的時間。因為有多出來的時間，那就想說「稍微多休息一下也沒關係」，結果往往無法確保足夠的學習時間，最終在考試日來臨時感到焦慮。

ADHD「衝動」傾向較為明顯的人來說，往往會優先考慮「想做的事情」，而不是「現在應該做的事情」。

而在有ASD的人當中，有不少人因為「過於講究」的特性，對某些事物有強烈的執著，一旦開始關注某件事，可能會沉迷於「如果沒有好好研究完○○，就沒辦法重新開始讀書」的狀況。

由於情緒和行為控制能力較弱，一不注意變可能大幅拉長休息的時間。

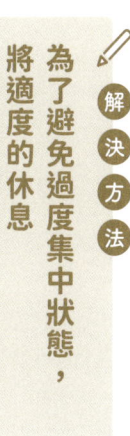

> 解決方法
> 為了避免過度集中狀態，將適度的休息變成日常習慣

番茄工作法是由義大利的創業家兼作家弗朗切斯科・西里羅（Francesco Cirillo）所提出的時間管理方法。Pomodoro是義大利文「番茄」的意思，據說這個名字源於西里羅學生時期，喜歡用的計時器是番茄的造型，所以才取了這個名字。

番茄工作法的概念是「安排重複且短時間的工作及短時間的休息時間，藉此減少疲勞並維持精神確保專注」。以30分鐘為一個單位（25分鐘的工作時間及5分鐘的休息時間），每四個單位（2小時）後會顯示30分鐘的休息計時器。

為了避免出現「過度專注狀態抽離後的疲憊感」，建立「即使不疲勞也要確保休息時間的習慣」是必不可少的。為了達到這個目標，我建議使用「**提醒功能**」。

許多提醒類應用程式具備多種通知方式，如①聲音、②震動、③光線等，大家可以看看哪一種比較符合自己的需求。

此外，也有一些應用程式採用了「**番茄工作法（The Pomodoro Technique）**」來管理學習時間和休

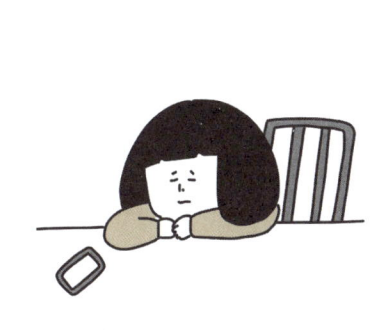

雖然有許多應用程式採用了番茄工作法，但本書將介紹一款可以同時進行時間管理和任務管理的應用程式「Focus To-Do」。這款應用程式可以用於防止過度集中，並將休息變成日常習慣，適合不需要連續1至2小時專注的任務（例如練習考古題等）。

另外，為了避免在休息時在床上或沙發上懶散，安排「適度的休息」也就非常重要。有不少人如果在休息時間看到床或是沙發就順勢躺下。可以的話盡可能不要讓床或沙發出現在眼前（筆者自身經驗，曾經因為處理掉喜愛的沙發，顯著減少了休息時間的浪費）。

會想要躺著休息也是身體疲勞的警訊，因此可以進行輕微的伸展運動來舒緩身體。

> **減少容易造成疲倦的要素，打造一個適合自己的學習環境**

有「感官敏感」症狀的人，為了要找出最適合自己的學習環境，就必須<u>先了解自己在哪種環境下會感到疲倦及不舒適</u>。

感官過敏的種類及程度因人而異，先試著想想哪些狀態及環境讓自己感覺不舒服。比如照明的亮度、周圍的聲音或物品、坐著不舒服的椅子、讓肌膚感到不舒服的衣物材質等

如果容易受到視覺上的刺激感到疲倦的人，可以參考第4章「無法專注學習（視覺篇）」（第90頁）；如果容易受到聽覺刺激而感到疲倦的人，可參考第4章「無法專注學習（聽覺篇）」（第94頁）。

> **減少來自周圍的刺激，並設定獎勵以抑制衝動**

為了抑制衝動的行為，「減少周圍的刺激」及「設定獎勵機制」都是相當有效的策略。

衝動傾向的背後，多是因為外部出現的刺激或訊息，導致產生想做某件事情的想法，而帶動行為的出現。

舉例來說，當看到書架，就會想起之前曾想要閱讀某一本書，這時候就會中斷學習並拿起開始閱讀；在咖啡廳聽到喜歡的藝人的歌曲，就突然想起這位藝人最近出了新的曲子，然後立刻開始在網路搜尋而無法停止。類似這樣的情形層出不窮。

為了避免像這樣不必要的時間浪費，可以考慮使用桌上型隔板、

108

第4章　想要擁有可以自主學習的能力

桌用學習擋板、有抗噪功能的耳機或耳罩。

此外，先設定好小小的獎勵，也更有機會縮短休息時間，激勵重啟學習的動力。

例如，「如果接下來的30分有好好努力，結束後就可以吃一個冰淇淋」或「如果今天能照計畫進行，就可以買想買的○○」，像這樣的獎勵，可能會提升當天的心情。心情愉快有助於防止因拖延而產生的「拖延症」。

大家都會出現無法打起精神或是無心學習的時刻，在這種情況下，可以考慮給自己一些獎勵，以提升自己的動力。

番茄工作法的做法

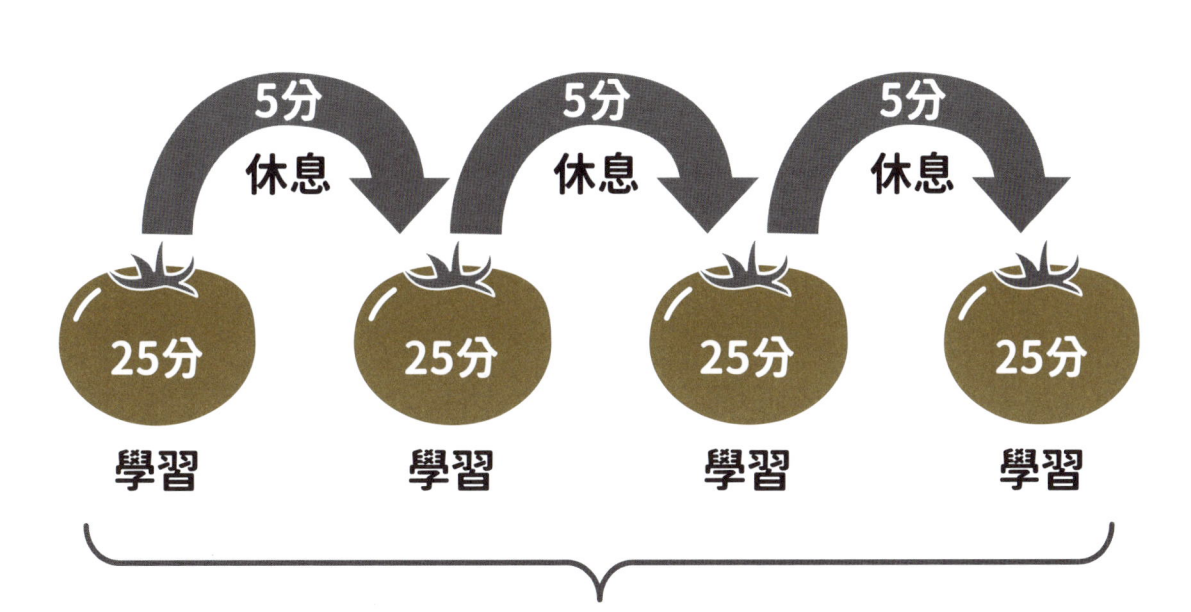

5分 休息　5分 休息　5分 休息

25分 學習　25分 學習　25分 學習　25分 學習

每4個單位（2小時）休息30分鐘

109

「Focu To-Do」的使用方法

1 前往 http://www.focustodo.cn/#products 下載軟體並進行註冊（畫面為Chrome擴充版的放大版）

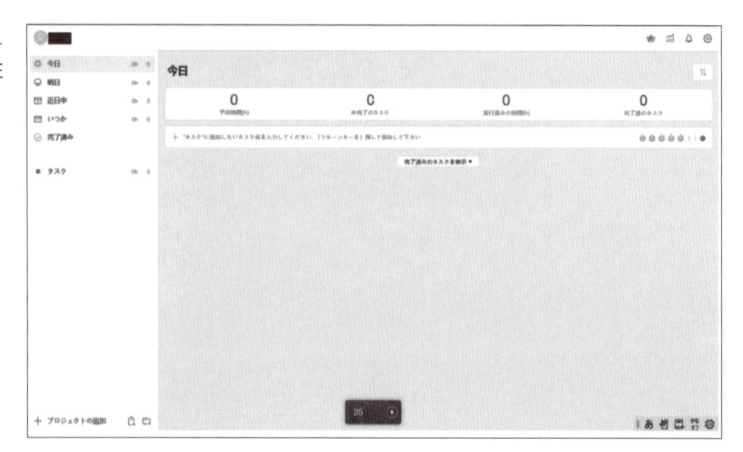

2 選擇左下角「創建清單」，並輸入新清單名稱。

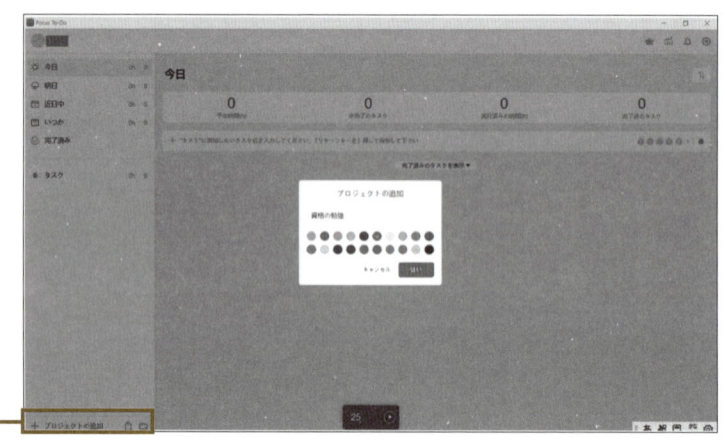

選擇

3 登入清單後，便會開始25分鐘的計時。剩下的時間會在下方紅色框框的位置顯示。也可以在清單中新增任務。

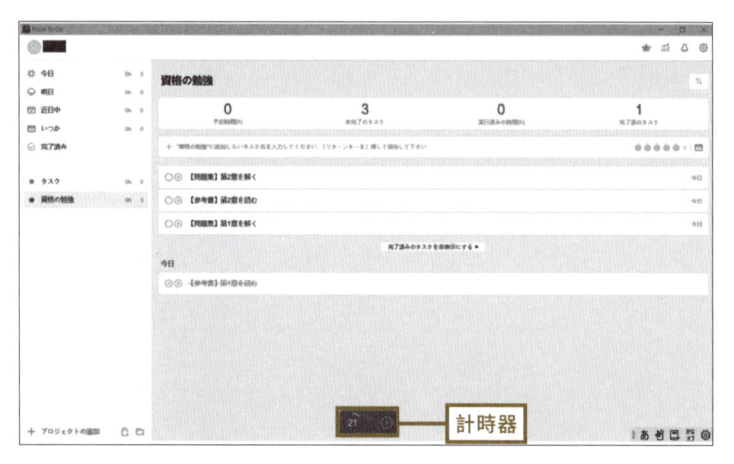

計時器

4 新增的任務可以設定「到期日」、「提醒」、「重複」、「子任務」。也可同步顯示已完成的任務，視覺化呈現自己努力的成果。

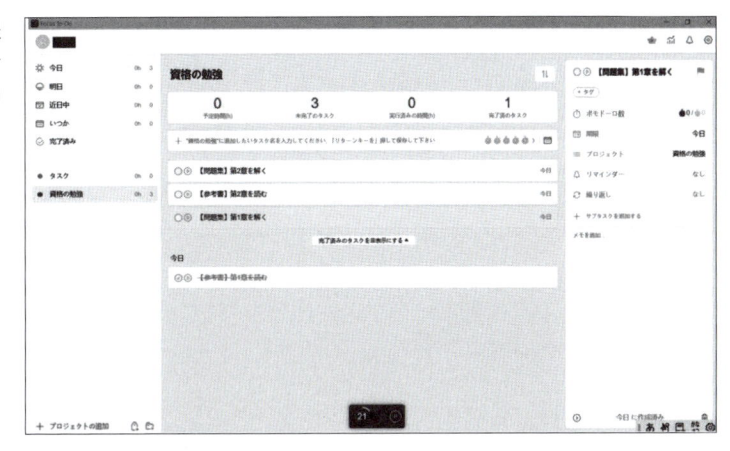

5 經過25分鐘後會發送通知，並開啟5分鐘休息模式的計時。

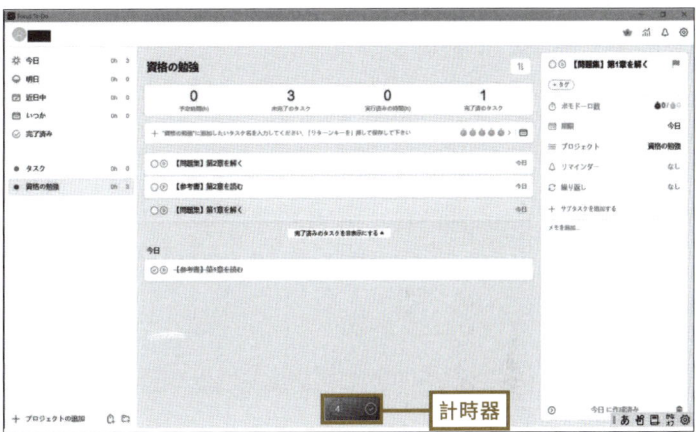

計時器

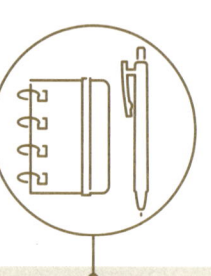

要花很長的時間才能集中，無法活用零碎時間

對策
- 建立短時間內集中學習的「機制」
- 隔絕外部刺激，準備一個可以專心學習的環境
- 制定切換到學習模式的日常習慣
- 整理零碎時間可以學習的內容

事例　要花很長的時間才能集中

在工作和私人事務繁忙的情況下，還要準備資格考試，時間的運用和學習品質的提升，就變得非常重要。雖然我明白「在短時間內集中精力學習知識的能力」很重要，但沒有信心能充分利用學習時間。

例如，坐到書桌前15分鐘就因為太在意桌上小小的污漬開始整理，或為了準備想喝的東西而分心。因為不擅長切換回學習模式，沒辦法好好利用通勤等坐電車移動的零碎時間。

為了能立刻集中精神學習，該怎麼做才好呢？

原因　受注意力不足及過度專注的特性影響，要進入專注學習的狀態，需花費很長的時間

有ADHD中「注意力不足」特性的人，**在專注做一件事情之前，很容易受到各種事物的影響而分心**。因此即便想要專心讀眼前的參考書，卻常常在不知不覺間就被其他事物吸引，進而開始做計畫之外的事情。

另外，有這樣傾向的人也**不容易從專注的精神狀態中抽離**。也就是說，只要進入過度專注的狀態，就無暇顧慮其他的事。

而在學習上需要不停切換狀態的狀況下，這樣的特質就會導致要花更多時間才能進入學習的狀態。

第4章 想要擁有可以自主學習的能力

解決方法

建立短時間內集中學習的「機制」

即使腦中跳出「現在必須立刻集中！」這樣的想法，但是要馬上坐下並切換到學習模式，卻沒有那麼簡單。不過，我們可以做到的是「建立能夠流暢地進入專注狀態的作業機制」。

接下來想跟大家分享要如何流暢切換到學習模式的重點。

> **隔絕外部刺激，準備一個可以專心學習的環境**

針對注意力不足特質較為明顯的人，首先推薦的是**創造一個「不會分心的環境」**，以便在集中之前避免被干擾。特別是由於視覺和聽覺的刺激，意識容易受到影響，因此，可以採取一些措施來隔絕外部刺激。

對於容易受到眼前所見事物影響而分心的人，建議使用桌上型隔板、桌用學習擋板，這樣可以減少周圍物品和人員動作的視覺干擾。另外桌上也不要放置與學習無關的物品。

如果容易受到外部聲音影響而無法專注的人，可以試著使用有抗噪功能的耳機或耳罩。

> **制定切換到學習模式的日常習慣**

打造一個不易受到外部刺激影響的環境後，再來就是要擬定一個能快速切換到學習模式的機制。

書前的例行公事。舉例來說，「做5分鐘的伸展運動」、「喝一杯咖啡」、「噴一些能放鬆的香氛或香水」、「在播放喜歡的歌曲時準備學習用品」等等。

要特別注意的是這樣的例行公事需要：①能容易開始、②能維持這樣的習慣。如果能符合這些的條件，什麼樣的機制或習慣都沒有太大的問題。

重複幾次「做了○○之後，就開始學習」這樣的流程，我們的大腦或情緒自然而然，就會把這件事情作為切換到學習狀態的開關了。

另外，學習內容的順序，可以從不需要高度集中力的項目開始，這樣開始讀書時的門檻較低，負擔也會比較小。也可以從背誦類型的學習內容開始，慢慢地進入學習模式後，再切換到長篇閱讀或是模擬習題。

在這裡希望大家試著**決定「讀**

整理零碎時間可以學習的內容

如果想要善用零碎的時間，我非常建議先**整理與時間相符的學習方法**。

以英文學習做為例，可以像左圖那樣進行整理。

整理零碎時間可以學習的內容

- 1～5分鐘：背英文單字
- 15分鐘：閱讀英文新聞
- 30分鐘：參考書讀到○頁
- 1小時：練習考古題、參考書的長篇閱讀
- 移動時間：聽有聲教材

先整理出像這樣的摘要之後，就可以從瑣碎的時間進行推算，掌握可以安排的學習事項，也能更明確的了解有什麼該做的事情。如果事先將相關的安排記錄到行事曆上，就可以充分運用零碎時間。關於如何善用Google日曆制定計畫的方法，請參考第1章的「無法擬定進度表」。

如果突然有了空閒時間，在確認摘要後，就可以馬上找出相對應的可以學習項目。如此一來，即便是只有幾分鐘的零碎時間，也可以有效運用，更可以確保在日常生活中有足夠學習的時間。

瑣碎的時間建議善用學習APP

學習英文的APP有許多在短時間能完成的問題式題型。即便手上沒有參考書，只要有智慧型手機就可以輕易的操作，非常推薦。

下一頁將介紹幾個較具代表性的英文學習APP，大家可以試試哪一個比較符合自己的學習需求。

代表性的英文學習APP

● **Study sapuri ENGLISH**

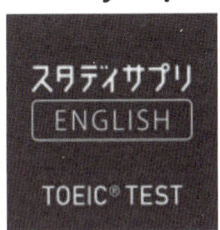

- 專門針對TOEIC考試的應用程式
- 提供5分鐘的解說影片,且將實際考題切分成的小單元,達到可以在短時間練習的目的
- 所有的課程都提供7天的免費試用期

● **mikan**

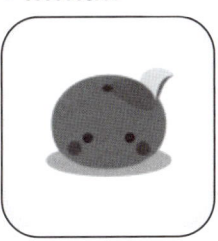

- 專門針對快速記憶單字所設計的應用程式
- 依照TOEIC、海外留學、日常英文會話、英文檢定等項目分類
- 免費版本只可使用mikan準備的教材,付費版本則可使用實體出版書籍等較有知名度的教材

● **Duolingo**

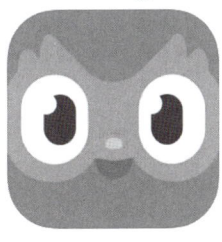

- 全世界有約1億2000萬人使用的APP
- 以遊戲的方式學習英文文法、單字及發音
- 提供閱讀、聽力、口說等廣泛的學習教材

● **英語物語**

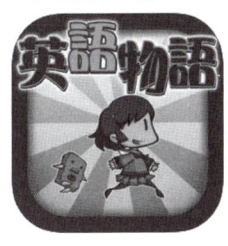

- 以角色扮演遊戲為主軸學習英文的APP
- 在與敵人對抗時需要解題
- 就像在玩遊戲一樣,所以在學習上較不易有挫折感,更容易維持學習動力

買太多參考書了

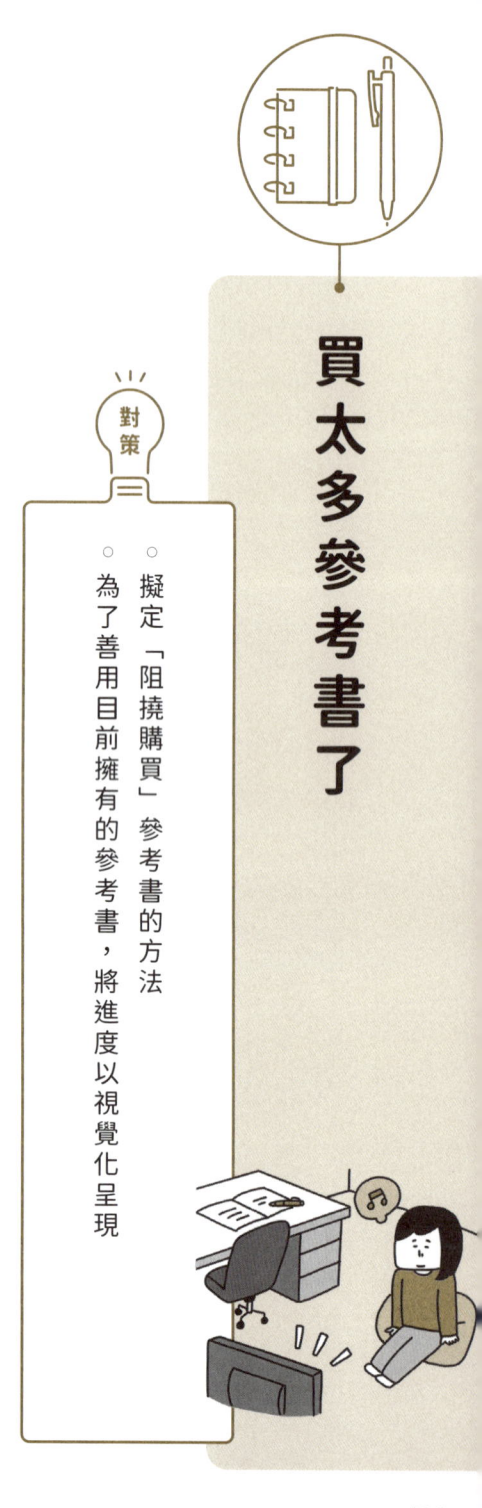

對策
- 擬定「阻撓購買」參考書的方法
- 為了善用目前擁有的參考書,將進度以視覺化呈現

事例　不小心買了數種參考書,但是一本都沒有寫完

現在手上有的參考書,雖然還沒有全部完成,但是已經有點厭倦了。想說是不是現在的參考書不太適合自己,決定開始上網搜尋新的參考書。

在瀏覽Amazon網頁時,看到由知名大學教授所撰寫的參考書。查看目錄後覺得很容易理解,於是立刻就購入。

幾天後,正在準備同一資格考試的朋友在社群媒體上介紹了一本「這本書非常容易理解,推薦給大家!」的參考書。既然成績優秀的他這麼說,那應該不會錯。這樣想著也立刻訂購了這本參考書。

又再過了幾天,兩本參考書都寄到了家中。把兩本書放在桌子上,卻怎麼樣也提不起勁讀書。試著努力了一下,但是馬上又覺得厭煩。最終,身邊堆滿著沒有使用的參考書。

原因　不考慮後果,衝動性地按下了購買按鈕

ADHD其中一個相當顯著的特性,就是「衝動」特質。只要一想到就採取行動的網路商店上看到「保證合格」、「淺顯易懂No・1」等行銷詞語時,就會難以抑制心中出現「想要」的心情,便衝動地購買。

在認真思考「這本參考書是不是真的適合自己呢?」、「現在的

116

第 4 章 想要擁有可以自主學習的能力

如果衝動特質明顯，當「想要參考書還沒有做完，再買新的好嗎？」之前，就忍不住按下了購買的按鈕。

一收到參考書之後，就會冷靜下來，愣愣地看著堆積如山的參考書。這樣的經歷應該有很多人都曾經有過。

> **防止衝動購買的同時，好好思考如何一步步善用目前擁有的參考書**

解決方法

解決這個狀況的重點，在於防止衝動購買的發生，另外還有找出能一步步善用目前擁有的參考書的方法。

建立「阻礙購買」的方法

購買」的情緒出現後，自己是很難壓抑這個衝動的。因此，重要的是要建立當想要出現這樣的衝動時，可以「阻礙購買」的方法。

最近的書籍購買網站通常允許保存信用卡號碼，並能夠一鍵購買。因此，可以故意不保存這些號碼，當想要購買時，必須手動輸入信用卡號。如此一來，就有極大的可能放到相當不便，就有極大的可能放棄購買。

另外，在Amazon網站買書時，「願望清單」的功能相當便利。也就是說不要點選「立即購買」，而是將想買的東西先加入「願望清單」，這樣幾天後可以冷靜地重新檢視。這個清單還可以公開給其他人，因此與家人或朋友分享，可以讓他們從客觀的角度幫助判斷是否真的需要購買。

為了善用目前擁有的參考書，將進度以視覺化呈現

不斷購買新的參考書，可能也是因為無法持續地學習現有的參考書，而不禁產生「如果買了新的參

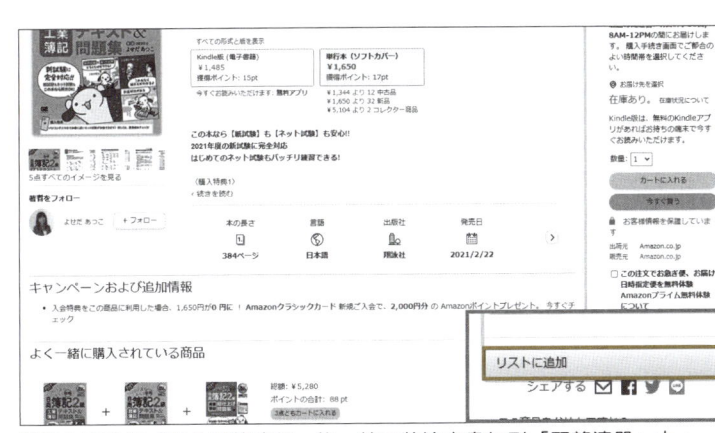

點選右下角的「加入願望清單」後，就可將這本書加到「願望清單」中。

117

考書，或許就能專心學習」的想法。但是，不管買了多少本參考書，如果無法踏實地推進學習，就沒有任何意義。

但是，對ADHD傾向的人，容易對事物感到厭煩而難以照計畫學習的特性。我建議可以**使用紀錄參考書進度的方法加以改善**。當學習進度變得可見時，更容易持續保持學習意願。以下將與大家分享利用「Studyplus」網站紀錄學習進度的方法。

「Studyplus」的特色是可以登錄使用的教材，並記錄自己學習的日期、內容以及時間。利用登錄教材的功能，可以掌握自己目前擁有的教材並掌握學習進度。

> **Column**
>
> ### 就要想再次就業，考取拿哪種資格證照比較有幫助呢
>
> 在就勞支援事務所時，常會接到諮詢，內容是「因為發展障礙的二次障礙而離職，想要考取資格以便再就業，應該考取什麼證照？」。面對像對於這樣的諮詢，我通常會從兩個主要的視角來回答。
>
> 首先，必須事先調查「取得該資格是否真的能對就業有利」。資格的種類繁多，其中一些可能與就業無直接關係。當然，也可單純為了提升自身能力或自信心接受測驗。然而，如果目的是希望在求職中有加分效果時，那麼就應該提前了解「持有該資格是否能在特定職位上獲得優勢」以及「取得該資格的人中，有多少人成功就業」。
>
> 其次，建議想要考取資格的人，提前仔細思考「在取得證照並順利就職後，這個職業的業務內容真的適合自己嗎？」。在準備證照考試或做求職準備時，我們會考慮「薪水大概會是多少？」和「證照考試的難易度如何？」等問題。然而，即使辛苦取得了資格，卻發現這類型的業務內容並不適合自己，那也是毫無意義的。舉例來說，需要細心觀察顧客心思的服務業，對有ASD「不擅與人交流」傾向的人來說可能就會非常辛苦。另外，需要同時做數件事情或講求速度的工作，對有ADHD傾向的人來說可能會感到非常吃力。
>
> 當然，「想做」的心情是非常重要，但還是必須先冷靜思考這個職業種類到底適不適合自己（或是否有許多自己不擅長的業務作業）。如果不先行評估，就很容易出現「在努力取得證照後卻發現完全不適合自己」的窘境。
>
> 當然依目前來看，不需要因為「不善溝通」而放棄準備證照考試。如果有想要在特定領域就職的決心，可以先在就業轉銜支援事業參加課程，讓自己具備能克服不擅長事情的技能或是可以透過學習用自己的特長來彌補不足的方法。

在「Studyplus」登錄學習進度的方法

1️⃣ 在搜尋網站輸入「Studyplus」，開啟網頁。

2️⃣ 如果還沒有註冊會員，請先註冊。

3️⃣ 從畫面左上方的「選單」點選「學習管理」。

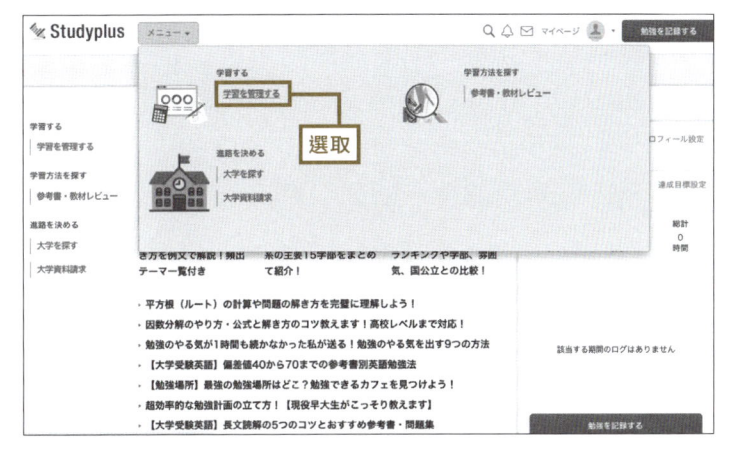

4️⃣ 進入「學習紀錄」的畫面輸入學習時間及頁數。

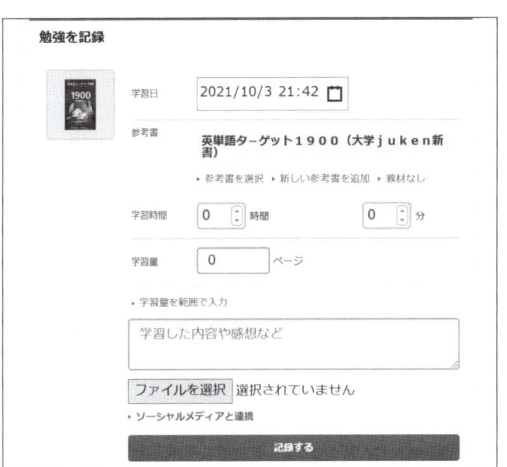

5️⃣ 記錄的學習時間或頁數可以在管理介面中確認。另外，也可以把今天學習的時間直接一鍵分享至X（原Twitter）或Facebook上。不僅可將進度視覺化，也因為其他人也會看到自己的學習狀況，而激勵自己必須好好學習。

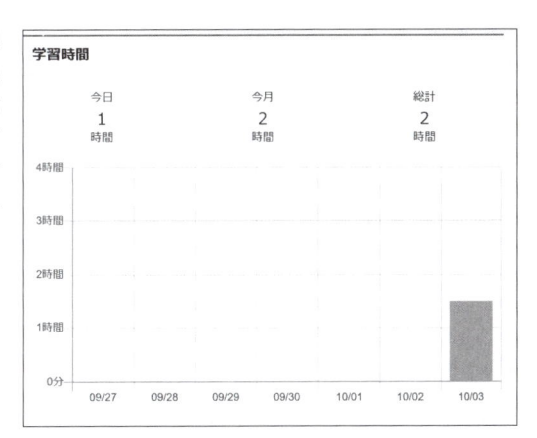

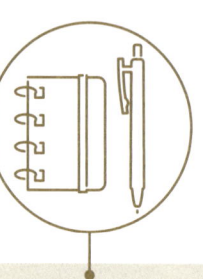

因要求完美，練習題本一直沒有進度

對策
- 熟悉題本正確的使用方式
- 不要責備自己犯錯的地方
- 注重已經完成的地方，而不是未完成的地方

事例 在完全了解之前，無法進行到下一個篇章

購買練習題本已經有一段時間了，但到現在只完成了一章。原本打算等到能在每章末的練習題中取得滿分後，再進入下一章。不過，無論如何都拿不到滿分。

錯誤的題目我想透過解說來完全理解，但是在讀解說時，常會遇到不懂的單字，這樣就花了很多時間去查詢。明知道一直做同一章也無法通過考試，但是還是一直無法進入到下一個章節。

原因 ASD類型的人有強烈的完美主義傾向

有ASD傾向的人常有**強烈執著**的特性，這種特性使得人們容易陷入非黑即白的思考，例如只要有一題錯誤，就會結論自己「做不到」，而且不滿足於任何低於100分的成績。這也可以說是種完美主義。但也因為這樣的特性，導致在做練習題時，常出現遲遲無法有所進展，結果到了最後根本沒有讀完學習範圍的狀況。

在這種時候最重要的是，不要只專注「將一個單元做到完美」，而是應該以「理解整個考試範圍約6~8成的內容」為目標。如果一個單元得到滿分，其他單元無法得到分數的話就毫無意義。雖然完美主義的想法也是必要的，但是首先試著以完成8成左右的練習為第一輪的目標吧。

另一方面，也有因為強烈的完

第 4 章　想要擁有可以自主學習的能力

美主義傾向而**無法接受自己犯錯的人**。一旦發現錯誤，就會極度低落，以至感到憤怒而無法冷靜的解答問題。結果，逃避複習的結果，更讓分數無法有所進步。學習本來是用來讓我們從不會做，變成會做的事情，但如果陷入這種狀態，就會本末倒置了。

總之，要先明白：在有效地推進學習方面，完美主義往往是一大阻礙。

> ✏ **解決方法**
>
> **為了避免陷入完美主義的泥淖必須做的努力**

「不要陷入完美主義的思考方式」這樣說也許很容易，但實際上要如何做到可能很多人都不知道。

因此在這一節將分享一些避免陷入完美主義的小秘訣。

熟悉題本 正確的使用方式

具有強烈完美主義傾向的人，常常會因為「過了一段時間後，之前做過的問題是否還能解出來」這種不安感，而反覆地練習相同的題目的狀況。不過，最重要的是**要完成整個學習範圍**。

在此，將先說明「不陷入完美主義並順利完成練習題本的具體步驟」。有ASD傾向的人多有「擅長按照步驟處理事情」的特性，所以，請試著遵循以下的步驟來推進學習：

① 首先，像平常一樣先試著回答第一章的題目。之後，針對錯誤的問題在題號前畫個「╳」的記號。

② 隔天後只試著解決有「╳」記號的問題。如果還是做錯的話，就再標上「╳」記號。

③ 重複相同的操作，直到這個章節沒有「╳」記號後再前進到另一個章節。以相同的方式完成題本練習。

只要能跟著這個流程解答練習題本，就可以避免這「重複練習已經會的問題」這樣的狀況。

雖然已經說過了不少次，但是還想要再提醒大家並不是要「把一個單元做到完美」，重要的是能「理解考試範圍整體約6~8成的內容」即可。

> **不要責備自己犯錯的地方**

另外，當完美主義傾向過強的時候，很容易出現「答題錯誤的我是真是個笨蛋」、「我真的是很糟

糕」這種極端的想法並且感到情緒低落，有時候甚至還會出現憤怒的情緒。沒有辦法接受不完美的自己，也不願意好好地重新檢討評估，結果就會變成學習遲遲無法有所進展。

這時候我推薦應該要**改變對於認知框架的想法**。具體來說，可以這樣思考：

「答題錯誤的我真是個笨蛋」
「現在雖然答錯，但是正式考試的時候就不會再錯了」

「不完美就不行」↓「只要能趕快解決不會的問題，這樣我就可以更接近完美了」

「覺得答錯題目的自己很糟糕」↓「又學會一個之前不知道的觀念，成長了呢」

想要立即轉變這些想法非常困難，但是，如果可以在負面情緒出現的時候，換一個想法（改變切入的視角），用寫下來的方式也可以。如此一來，就可以逐漸減少對完美主義的執著。

再來，不一定要使用「✗」標記答錯的題目，也可以使用「☆」符號註記。「✗」帶有否定的印象，也可能讓人變得更加沮喪甚至憤怒。你也許會疑惑「只因為這麼小的事情」就會引起這些反應，但是人類的腦袋其實意外的相當單純。只要下一點小小的工夫去做調整，就可以改變因為「答錯」引起的負面想法。

特別是ASD傾向較為明顯的人，通常對數字抱有高度的興趣，看到數字的紀錄不僅較容易理解也更容易接受。透過看到模擬考成績提升的比率，或隨著學習時間在數字上的累積，就可能會延伸出「我也有做得到的事情呢」的想法。

例如，接受模擬測驗時可以將這次的分數與上次的做比較，看分數提升了多少百分比。利用學習度管理應用程式，記錄累積的學習時間是否有確實增加，都是可參考的方法。

己做不到的地方，而是要關注完成的地方。

> **關注已經完成的地方，
> 而不是未完成的地方**

隨著考試時間逼近，可能會感到不安或焦慮。這時候建議在讀完書後，可以**列出「已經做到了」的事情**。以便在心情低落時回顧自己的努力，也能激勵轉換心情繼續向前邁進。

因為受到完美主義的影響，稍微犯錯就會喪失學習動力的例子也很多。這時重要的是**不要只看到自**

避免陷入完美主義的泥淖的小秘訣

STEP 1　不要在練習題本中反覆練習相同的題目

- 針對錯誤的問題在題號前畫個「╳」的記號
- 隔天後只重做畫了「╳」記號的問題
- 仍然錯誤的話，再次加上一個「╳」
- 直到這個章節沒有「╳」後，再前進到另一個章節

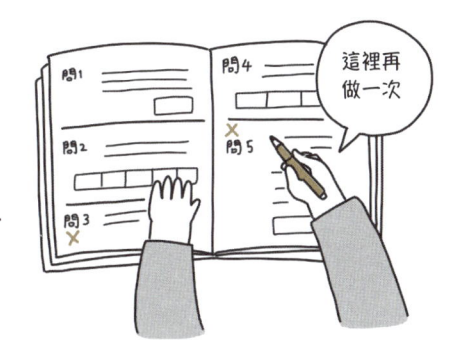

STEP 2　改變認知框架，不要責備犯錯的自己

- 「答題錯誤的我是個笨蛋」→「現在雖然答錯，但是正式考試的時候就不會再錯了」
- 「覺得答錯題目的自己很糟糕」→「又學會一個之前不知道的事情，成長了呢」
- 「不完美就不行」→「早點複習那些錯誤問題，才能更接近完美」

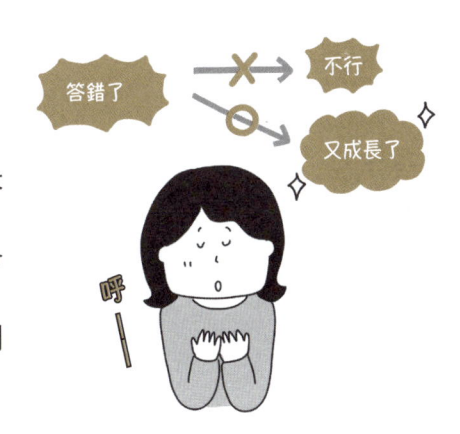

STEP 3　關注已經完成的地方，而不是未完成的地方

- 接受模擬測驗確認分數進步的幅度
- 利用學習進度管理APP掌握學習時間，確認累積學習時間

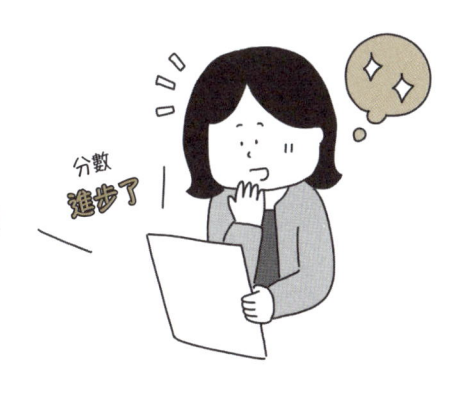

無法在家自主學習

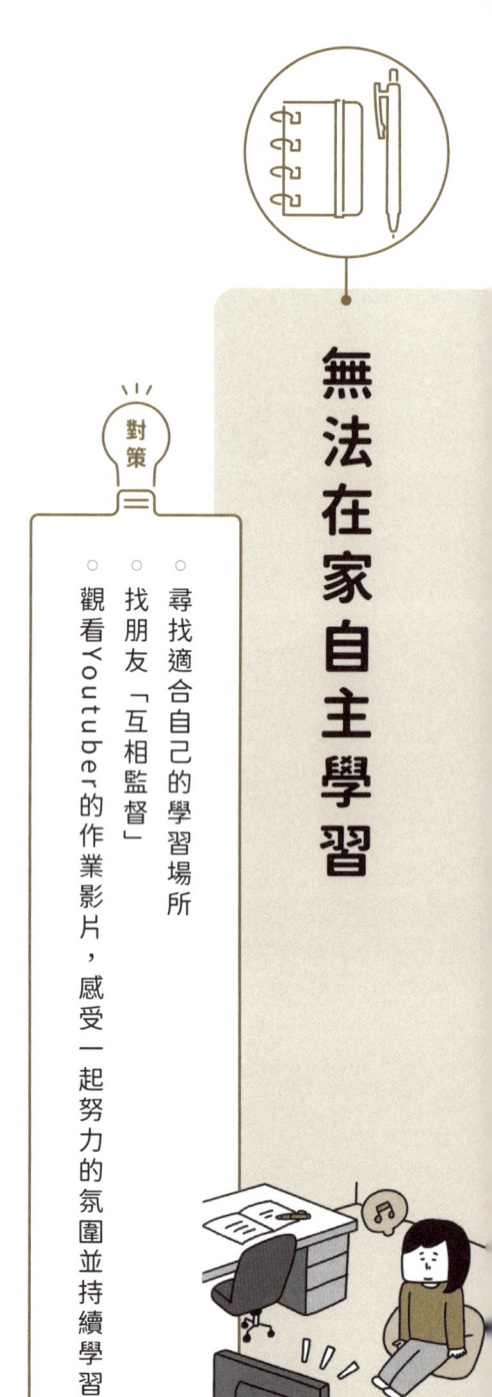

對策
- 尋找適合自己的學習場所
- 找朋友「互相監督」
- 觀看Youtuber的作業影片，感受一起努力的氛圍並持續學習

事例｜家裡有許多讓人無法專注的要素

為了要準備資格考試，我會趁週末時在家學習。但在家裡總是無法集中注意力。不是躺在床上懶散，就是發現自己不知不覺地玩起了遊戲……。最近住家附近開始施工，那裡的噪音也相當讓我分心。

話雖如此，但去附近的咖啡廳也不是個好主意，因為旁邊座位的人們聊天聲會打斷我，讓我無法集中。究竟該到哪裡才可以能專心學習呢？

原因｜衝動及感官上的特性會使人無法專注

如先前提到，如果是ADHD傾向的狀況，因為受「衝動」的影響，很容易出現在思考前就採取行動的特性。因此，當眼前出現遊戲或是漫畫的時候，就會忍不住衝動地拿起來把玩。也因為在家裡有非常多的誘惑因素，要在家裡專注學習的難度就又更高了。

另一方面，有ASD傾向的人可能會因為「感官敏感」，容易受到住家周邊的施工噪音，或是在咖啡廳裡被旁人聊天的聲音影響。另外，如果有視覺敏感的狀況，那麼在光線明亮的地方，也會很難專心學習。

解決方法｜尋找適合自己的學習場所

因此，這時候最重要的就是要

第4章 想要擁有可以自主學習的能力

找到適合自己學習的場所

可以試著在家裡、圖書館、咖啡館、共享工作空間等附近的各種地方進行測試性學習，以尋找讓自己感到舒適的環境。

由於平日和週末或不同的時間帶，人潮和噪音程度會有所不同，對與人使用對於很多人來說很困難。另外，有些人也可能因居住地離咖啡廳或是自習室較遠，受限於移動的距離而無法利用這類型的空間。因此，如果不得不在家裡學習，那該如何做到呢？

記錄各場所適合學習與否

●月×日
・場所：車站前的咖啡廳
・專心時間：1小時
・進度：講義P3～P12
・專心程度：會聽到電車的聲音影響專注力

→集中度：C

●月×日
・場所：圖書館
・專心時間：2小時
・進度：講義P16～P32
・專心程度：平常人不多，容易專心

→集中度：A

但是在做測試的時候，不只是隨意的在這個地點讀書，而是要記錄下在各個場所可以專注的時間、讀書進度以及是否易於專注等事項。如此一來，重新確認時才能更有效率且客觀地找出適合自己學習的地點。

另外，即使是在同一個地方，當資料累積到一定的程度後，就可以進行分析，以客觀的視角依照星期、時間區間，判斷出最容易專心讀書的場所。

找朋友「互相監督」專注力UP

想要找一個能適合視覺敏感、聽覺敏感等感官敏感特性的人的學習環境，請務必參考「無法專注學習（視覺篇）」中的說明。以下的說明，主要是考量ADHD「衝動」的特性所做的學習環境建議。

在有ADHD傾向的狀況下，因為受到衝動的影響，即便該讀書也很容易在一不注意的狀況下就開始看漫畫或是打電動。為了應對這種情況，我建議能利用Skype、LINE通話或是Zoom等工具與朋友連線，**打造一個不得不認真讀書的環境**。

使用咖啡廳或是付費自習室讀書，因為會多了筆花費，所以日常這種「有人在看著」的狀態具

125

非常有效的抑制分心效果。並與朋友形成互相監督的氛圍，使你不得不專注。

雖然這麼說，有時也有可能找不到同時段可以一起學習的朋友。這時候就可以用「JAILER（ジェイラー）」的應用程式，這是一個被設計來克服「拖延」習慣的自我監視工具。

使用的方法相當簡單。首先在APP中設定想要專心讀書的時間，時間到了就用手機鏡頭對著自己開始進行錄製。透過這樣操作，程式會自動觀察影像中的對象，如果有大幅度的動作變化，或是長時間不在位置上的話，程式就會發出警示音。

對於想要在家裡讀書但又有無法專注的困擾的人，好好試試這個應用程式也是一個不錯的方法。

JAILER提供多種計畫選擇，如每月15小時3000日圓起步的輕方案，以及每月7500日圓無限使用的標準方案。

另外在註冊後，還可享有一週的免費試用。先試看看習不習慣，如果效果良好，再購買使用即可。

有一些「教育類Youtuber」或是「學習類Youtuber」他們會專注於特定的學科方法或考試技巧。像「Study with me」也有提供Youtube直播，讓Youtuber和觀眾在同一時間進行學習。

觀看Youtuber的作業影片，感受一起努力的氛圍並持續學習

不透過對話，而是在同一個時間一起努力，營造出「我也要像○○或其他觀眾一樣集中注意力」這樣的團結感，借此提升觀眾的動力。若你有欣賞的YouTuber，可以去看看他們是否有這樣的內容。

可能有些人喜歡和其他人一起讀書，但是常常找不到合適的學習夥伴。這時候可以在Youtube試著搜尋「Study with me」。

「Study with me」內容是YouTuber專心地學習或工作的過程被長時間拍攝下來。這種影片不論是在國內還是國外都很受歡迎，因為它能夠讓觀眾感受到好像在和YouTuber一起學習的氛圍。

另外，為了避免影片播放而分心，最好先關掉通知設定的功能。

尤其在接近學校定期考試時，特別受到學生族群的歡迎，在準備證照考試的人之間也相當有人氣。

126

在「JAILER」註冊免費帳號的方法及試用版的使用流程

1 連結至https://www.jailer.jp/網站。點選「免費註冊帳號」。輸入使用者名稱、電子信箱、密碼，完成新帳號設定。

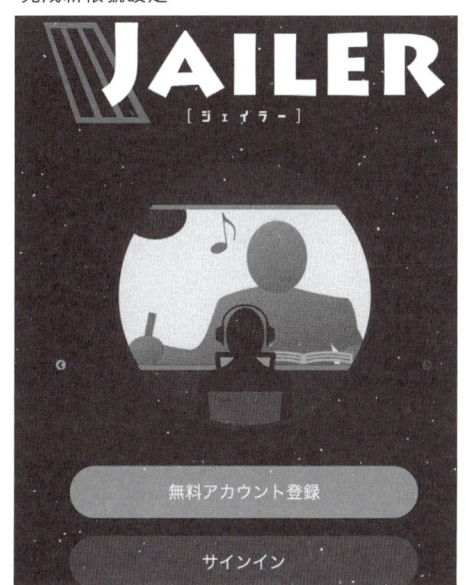

2 確認信箱有收到認證的郵件之後，執行本人確認的流程。

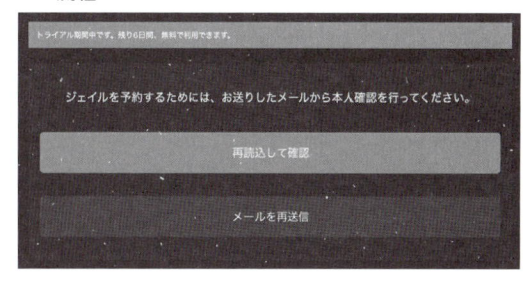

3 完成確認作業後，會出現「不管怎樣先試看看吧」的按鈕，點選此按鈕。

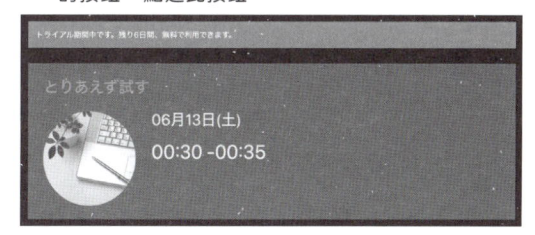

4 一到預定學習的時間，裝置的攝影鏡頭會自動啟動，開始拍攝學習時的樣態。程式會自動觀察使用對象，如果有出現異常動作或是離開座位的時間過久，便會發出警示音提醒。

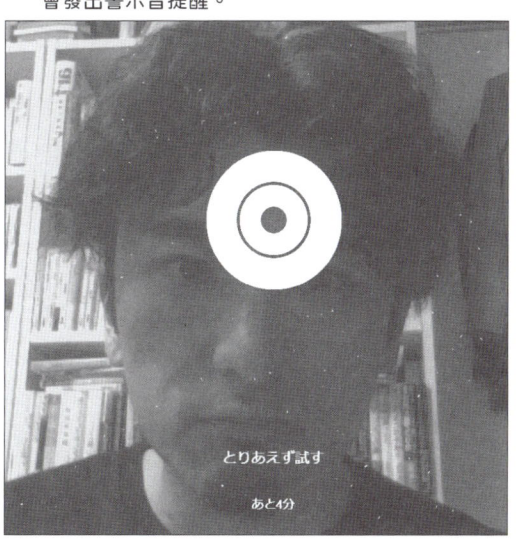

5 如果想要離開座位、休息一下，或是比預定時間更早結束學習，可以點擊畫面中央的「眼球圖」。接著會顯示選項，選擇想要執行的動作。

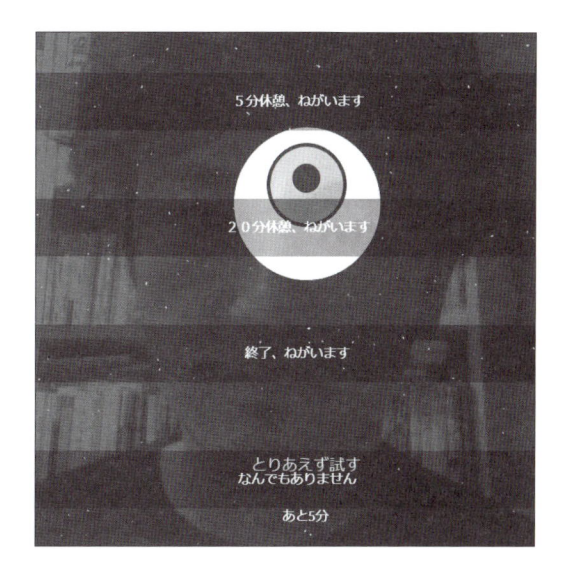

Column

為了找到適合自己的學習方式，必需了解「認知特性」

在協助有發展障礙的朋友進行學習相關的輔助諮詢時，常出現這類的諮詢內容：

「老師說如果光聽課無法記住的話，多寫幾遍應該就可以記得了。但是不管我寫了多少遍還是記不下來啊……」、「聽別人說多唸幾遍應該就可以背出來了，我照做後卻看不出太明顯的效果」

聽到這類的煩惱，更深深地感受到應該讓社會大眾更清楚的了解「適合某個人的學習方法不見得能套用在其他人身上」。如本書到目前所介紹過，有發展障礙的人有相當多元的特性。如不照自己的特性選擇適合的學習方法，學習時不僅效率不彰，也會因為覺得「我已經這麼努力了為什麼還是做不到呢？」而失去信心。

那麼，到底要如何才能找到對自己來說「易於學習的方法」呢。這時可作為參考的就是「認知特性」。認知特性指的是當我們在理解、記憶事物時的流程順序，基本上可分為三種類型。①擅長以視覺記憶訊息的「視覺優先類型」②擅長以聽覺記憶訊息的「聽覺優先類型」③擅長以操作記憶訊息的「身體感覺優先類型」。

視覺優先的類型，在使用照片、插圖或是圖表較多的參考書時，吸收的效率會特別好。另一方面如果是使用有聲書教材等音訊教材時，學習效果就可能會差了許多。

相反的，如果是聽覺優先類型，非常擅長接收聽進來的情報，因此有聲教材就非常適合。另外，在閱讀參考書時，如果可以邊唸邊讀，聽到閱讀的內容對於記憶也相當有幫助

最後是身體感覺優先類型，這類型指的是身體動作會與記憶聯動。舉例來說，反覆書寫就記得住，這是對身體感覺優先類型的人相當有效的學習方式。

如果自己無法判斷屬於那一種認知類型，可以先試著不同的學習方式，再從裡面找出最不會造成負擔的方法吧。

不要忘記「適合某個人的學習方法不見得能套用在其他人身上」，在學習上更不需要囫圇吞棗的全盤接收他人的學習方法，冷靜分析自己的特性，希望大家都可以找到屬於自己的學習方法。

第 5 章

想要減輕在正式考試焦慮的情緒

健忘、減壓對策

我可以做些什麼來緩解對正式考試的焦慮呢？例如：無法趕上繳交期限、忘記帶東西、考試中不小心睡著、前往考試會場時迷路等狀況，甚至還沒開始考試就陷入這種失敗的窘境。以下將介紹數個因發展障礙特性所引起的常見失誤狀況。

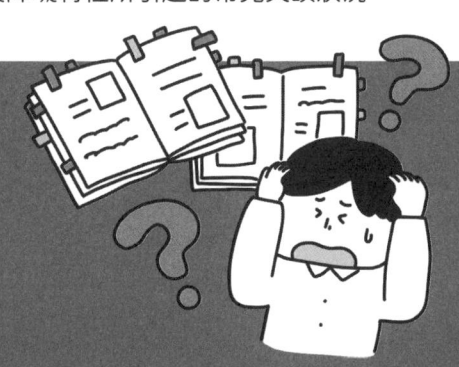

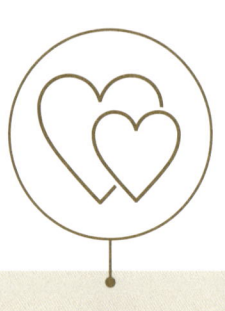

無法遵守文件的繳交期限

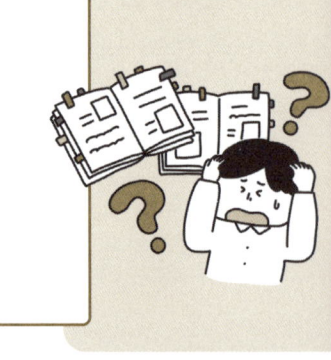

對策
- 擬定不會錯過期限的方法
- 找出做事不會拖拖拉拉的方法

事例

不停延後文件繳交的時間。當發現時……

打算在3個月後參加一場證照考試，想著「這個假日來填寫申請文件好了」，也在官網下載了要填寫文件並列印出來，然後就放在書桌上。

過了幾個星期之後，在整理桌面的時候，突然從一堆文件中發現了申請書。「啊，我完全忘記了申請的事！」

原因

ADHD特有的「健忘」、「拖延習慣」

有ADHD傾向的人受到「衝動」特質的影響，很容易會在想到某件事的時候立即行動，導致注意力轉移。因此，即使有「應該做的事情」，當他們想到「想做的事」時，注意力就會被轉移，結果經常忘記應該做的事情。

即使他們記得應該做的事情，有ADHD傾向的人也常常會因為「拖延習慣」而延遲任務。

最近的研究顯示，這種拖延習慣的原因與ADHD特有的「時間感知能力薄弱」有關。因為無法準確地掌握1星期、1小時、1分鐘「時間到底有多長」，因此便無法憑直覺判斷，距離繳交期限還剩下多少的時間可以準備。

第5章 想要減輕在正式考試焦慮的情緒

舉例來說，當被告知「請在一週後繳交相關資料」這樣的訊息，有些人可能會覺得「時間還綽綽有餘」，也有人會覺得「只剩下1星期了」。

有ADHD傾向的人在遇到這樣的狀況，浮現的想法通常屬於前者。因此常常會出現不停拖延，到截止日前手忙腳亂準備，往往在最後一刻才匆忙完成。

解決方法

> 建構一個不會忘東忘西及拖延的環境

為了要能遵守繳交期限，就必須要先擬定「**不會忘記截止期限的方法**」以及「**不會延遲提交作業的方法**」。

不會忘記截止期限的方法

在建立「不會忘記的方法」的時候，我們在第1章也曾介紹過使用工具。在這裡建議**請務必將「繳交期限」輸入Google日曆**。不只是繳交期限，還要將「準備提交文件的時間」一併提前輸入日曆中，這個觀念也相當重要。

舉例來說，12月15日必須提交證照考試的申請文件。這時候就可以將下述兩個重要訊息都記錄在日曆上：

・12月15日15：00「提交申請」
・12月10日12：00～14：00「印出並填寫申請文件」

如此一來，就可以避免在截止日期時才倉促準備的狀況。

找出做事不會拖拖拉拉的方法

對於ADHD傾向的人來說，即使記住了任務，也常常因為時間感薄弱而拖延。該如何「建立一個無法拖延的機制」呢？

另外，為了不忘記截止日期，還有一個推薦的工具就是日文版LINE中的「提醒君（リマインくん）」。只要在LINE告訴提醒君「待處理的事情」以及「想要通知的時間」，提醒君就會在指定的時間，發送通知提醒。

如果在提醒時間還無法處理待辦事項時，也可以善用延遲功能在30分鐘、1小時候後，再次發送通知。如果是像繳交文件等，絕對不能忘記的事項，就在Google日曆跟提醒君同時輸入待辦事項，以避免在執行上的疏漏。

131

面對這樣的情形,尋求家人或朋友等,其他人的幫助就變得非常重要。

將提交期限告訴家人或朋友,並請他們頻繁地確認:「你說過要在○日提交文件,差不多該開始準備了吧?」、「再不開始準備,可能來不及提交喔!」、「已經完成了嗎?」等等。

當自己一個人的時候,可能會覺得「算了,沒關係」,但透過他人的提醒,就會產生「差不多該做了,不然就糟了」的想法,就能在適當的時間開始著手進行。

對於考試報名文件提交等,這種絕對不能忘記的重要任務,務必告知多人,並請求他們務必提醒自己。

Column 📖

有發展障礙的人適合成為自由工作者嗎?

在就業轉銜支援事業的時候,常常會收到「因為有發展障礙的特質,感覺不太能做一般上班族的工作。想來問看看,不知道適不適合以自由工作者作為目標努力看看?」這樣的諮詢內容。

的確,自由工作者是相當適合有發展障礙的人的工作類型,但同時也有些缺點。以下將分享自由工作者的優缺點。

自由工作者的優點就是可以選擇在自己喜歡的時間工作。如第2章曾提到的,不少有發展障礙的人也有睡眠上的困擾。因此,要早起並在固定的時間上班對他們來說會相當辛苦。就這個層面來看,自由工作者與上班族不同,在工作時間的安排上相當有彈性可以自行決定要何時開始。如果不擅長早起,也可以將會議時間排在早上11點之後等方式應對,相當有彈性。

特別是在有ADHD的狀況下,因為「過度專注」的傾向,導致有不少人不擅長按照決定好的行程執行作業。專注力好的時候可以持續長時間的作業,無法專注時就立刻休息,這種可以自己決定時間分配也是自由工作者在工作上的一大特徵。再來,因可以自己選擇工作夥伴,如果能找到能理解發展障礙特性的同事一起工作,合作上也會輕鬆許多。

讀到這裡,你可能會覺得那自由工作者這樣的工作,應該非常適合有發展障礙的人。但是,這種工作類型當然也會有一些缺點。這個缺點就是必須自己做好時間的管理。有ADHD傾向的狀況下,因為注意力不足所以容易忘記繳交期限,或因為對時間感知能力不佳所以常拖延。然而,作為自由工作者無法守住截止日期可能會對信用造成影響,影響未來的工作機會。另外,每個月接案的狀況都不大相同,也常出現需要臨機應變處理的案件。也就是說這樣的狀況對於喜歡規律有ASD傾向的人來說,應對上會比較困難些。

因此,不能斷然的認為自由工作者=適合有發展障礙的人的工作。在轉向自由接案工作之前,應該仔細考慮其缺點。建議請教一下身邊作為自由工作者的朋友也是相當不錯的方法。

日文版Line的提醒君（リマインくん）使用方法

第5章 想要減輕在正式考試焦慮的情緒

1 連結至https://reminekun.com/。掃描下QR code在line中與「提醒君（リマインくん）」成為朋友

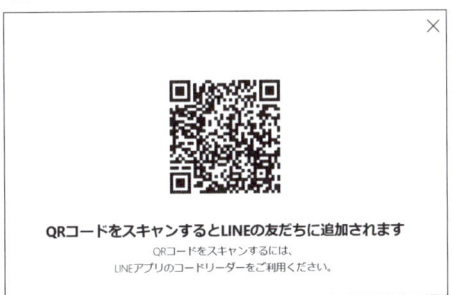

2 打開日文版Line的聊天頁面會出現同下方的圖示的圖案。如想新增新的行程計畫，請點選左下的「新しいリマインダ（新的提醒）」的＋按鈕❶，之後再點選左下角的鍵盤圖示❷。之後就會跳出打字鍵盤可以輸入計畫內容。舉例來說，可以輸入如「準備考試申請文件」等訊息。

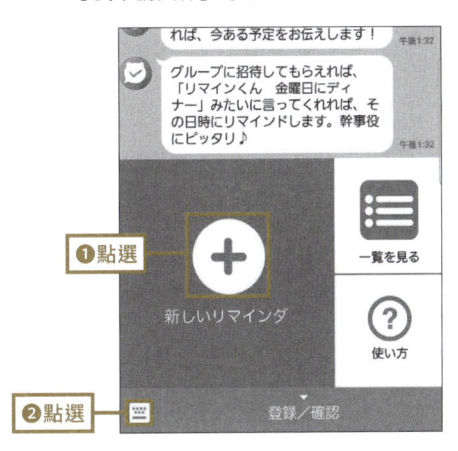

3 再來輸入預計的提醒時間。舉例來說，把「10月4日 14:00」的訊息輸入 Line的對話框，收到「那就在10月4日 14:00通知你了喔！」這樣的訊息就表示設定完成了。

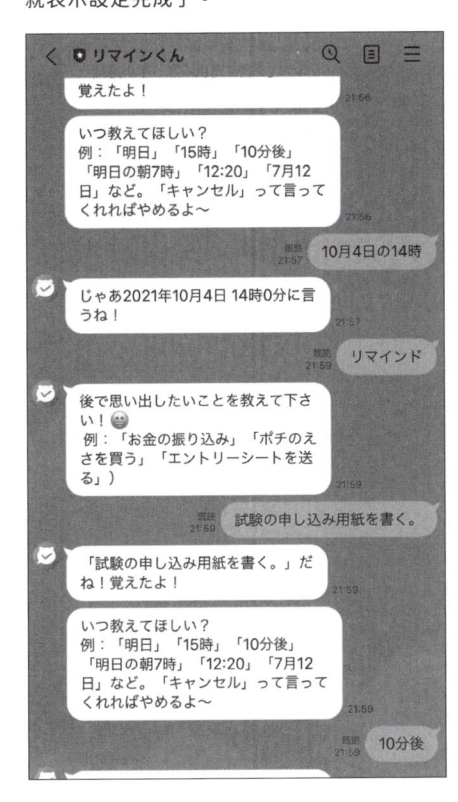

4 當設定的時間一到，就會收到「到了準備考試申請文件的時間了喔！」這樣的訊息。為了避免忘記，請在收到訊息時立刻採取行動。如果遇到不得不暫停處理的狀況，可以使用再度提醒的功能。畫面上會顯示「10分鐘後再次提醒」、「30分鐘後再次提醒」、「1小時候再次提醒」等按鈕，可以依照自己的需求做出選擇，通知便會在設定好的時間再次發送。

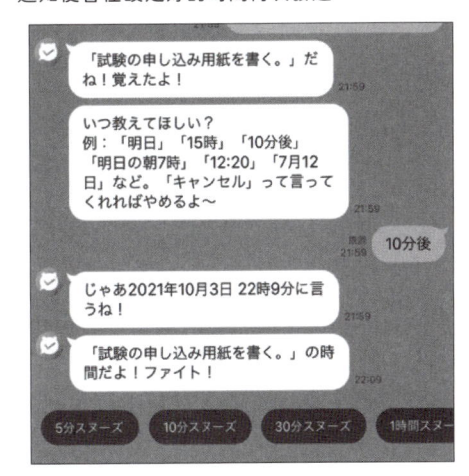

重要的考試卻忘記帶東西

對策
- 準備容易忘記的物品清單，並在前一天進行確認
- 要帶出門的東西放在顯而易見的位置
- 分開準備在家裡使用及帶出門使用的東西
- 攜帶物品必須集中成一份放在身上

考試就快要開始了，為什麼在這種重要的時候，我老是會忘東西呢？

事例

在絕對不能遲到的場合常出現「啊忘了帶那個！」的狀況

今天終於迎來了好幾個月的證照考試日，想說考試前做個最後衝刺，練習題本也放進包包裡，做好了萬全的準備。但無論如何努力學習，如果忘記帶准考證就一切白費了，因此再次確認准考證有放進小包包後，才出發前往考場。

到了離家最近的車站，到「準備搭上車」的那一瞬間，突然發現錢包不在包包裡。因為注意力都放在要記得帶准考證這件事情上，竟然就忘記帶錢包了。幸好我有充足的時間提早出門，才能避免意外，但是差點就要遲到，真的是嚇出一身冷汗。

重新調整心情搭上電車前往考試會場。順利抵達會場後，在入口處拿出准考證的時候，我卻臉色發白。怎麼會這樣？居然找不到裝著准考證的小包包。坐車時把注意力都放在放了練習題本的包包上，竟然把小包包就這樣留在電車裡了。

原因

注意力不足導致常常忘東忘西

有ADHD傾向的人，會因為「注意力不足」，而容易出現**分心，並且無法專注在一件事情上**，也因為這種特性，導致忘東西的頻率增加。

這時要提醒自己，不要抱持著

134

第 5 章 想要減輕在正式考試焦慮的情緒

易忘物的確認清單範例

- 准考證 ☐
- 鉛筆 ☐
- 橡皮擦 ☐
- 錢包 ☐
- 手機 ☐
- 交通卡 ☐
- 眼藥水 ☐
- 便當 ☐
- 參考書 ☐

解決法

準備容易忘記的物品清單，並在前一天進行確認

靠堅強的意志和毅力來解決「避免忘記帶東西」這件事。因為對有這類傾向的人來說，不管再怎樣小心還是會忘記帶東西，這就是他們的特性。因此，比起只靠意志力來解決，找出應對方式才是真正的解決辦法。

出門前，**確保有足夠的時間來確認是否有忘記帶了什麼東西**。如果當天早上手忙腳亂，心情上當然也會相當焦慮不安。慌慌張張地做準備，當然就很容易忘東忘西了。請在前一天晚上就先把要帶的東西準備好。

首先，相當重要的觀念⋯要在袋中想著要帶什麼，不要只是在腦西寫成清單並進行核對。

在這個過程中，不要只是在腦袋中想著要帶什麼，而是實際把東西寫成清單並進行核對。

如果清單有所遺漏的話，最後還是有可能會忘記東西。因此小心起見，可以請家人協助確認，這樣就不太可能出錯了。

分開準備在家裡使用及帶出門使用的東西

準備東西時也有一些小秘訣。那就是**把家裡用的東西和出門使用的東西分開準備**。舉例來說，像鉛筆或橡皮擦等，不管是在考試當天或是在家裡練習，都會使用到的物品。這時候就很容易出現前一天在家裡使用，結果隔天就忘記帶到考場的狀況。

正因如此，最好把家裡專用的鉛筆和橡皮擦分開準備，跟外出使用的鉛筆和橡皮擦一直放在包包中。這樣應該就能避免忘記帶的問題了。

135

> 要帶出門的東西放在顯而易見的位置

即使做好確認清單，也把家用跟外出用的物品分開準備，這時如果還是把包包忘在家裡的話，就前功盡棄了。因此，為了避免這種情況，可以把準備好的東西放在玄關前面，或是掛到門把上，**總之要放在出門時會看到的地方**。

話雖如此，這類型的東西要在前一天準備，並放在門口就有點困難。這種情況下，可以準備一張寫著「便當、水壺」等的便條紙，貼在顯而易見的位置會比較好。

但是，如果只是單純地把紙條貼在床邊或是玄關的門上，還是有可能會被忽略。因此秘訣是要**貼在一定會「碰觸」到的地方**。舉例來說，把便條紙放在鞋子裡，或貼在門把上，這樣就很難再忘記了。

另外，還有一種情況是從包包裡拿出手機或錢包後，就直接放著忘記帶走的情形。

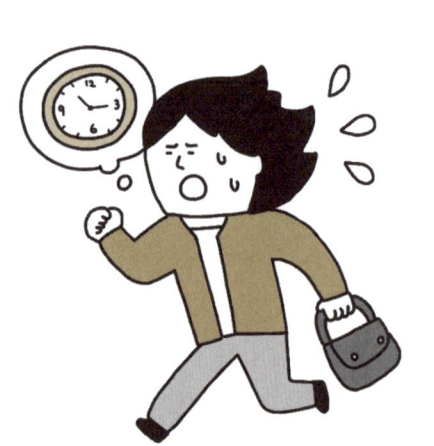

> 攜帶物品必須集中成一份放在身上

ADHD傾向的人來說，有另一個相當危險的狀況是在移動時忘記東西。像是把准考證、手機或錢包忘在電車或車站月台上，這種情況是一定要避免的。

為了防止這種狀況出現，可以善用「掛鏈」、「鑰匙鏈」等工具。如下一頁的圖片所示，把手機或是錢包勾在包包上，就可以降低把東西放著忘記帶走的風險。常常忘記東西的人，還請務必試試這個方法。

如果是帶手提包出門，就常遇到在電車內，把包包放在隔壁座位或行李架子上，然後就這麼忘記拿走。這時候可以改用後背包或小包等，可以穿戴在身上的包款，是較為合適的選擇。

帶出門的行李越多，忘記東西的風險也就會越高。**請盡可能精簡行李，盡量不要把行李分成2個以上出門**。

136

避免忘記帶東西出門的小秘訣

把外出用品掛在玄關門把上

- 在開門的時候一定會看到
- 也可以放在自己的鞋子上
- 依自己常發生的狀況調整放置容易忘記物品的位置

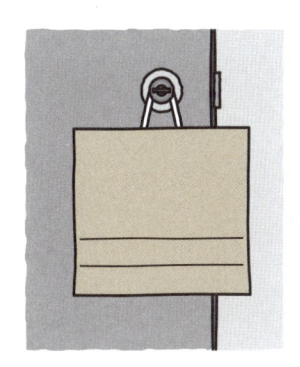

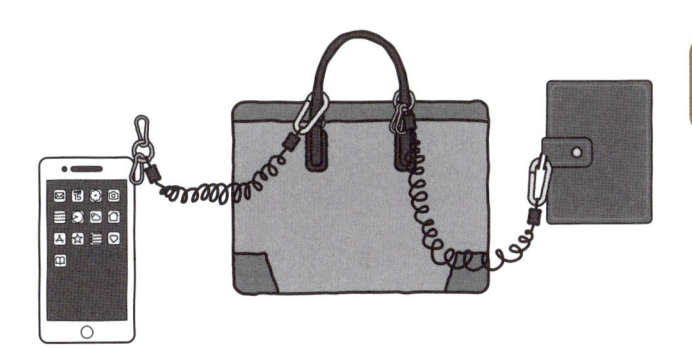

使用掛鏈把容易遺忘的物品勾在外出包包上

- 購買時可以挑選可伸縮的提袋
- 也可以把容易被遺忘的物品放入紙袋等袋子中再掛到包包上

在早上一定會看到的位置貼上便條紙

- 如果貼太邊邊可能會漏看,所以盡可能地貼在正中間
- 如果一定會看手機的話,也可以把便條紙貼在手機螢幕上

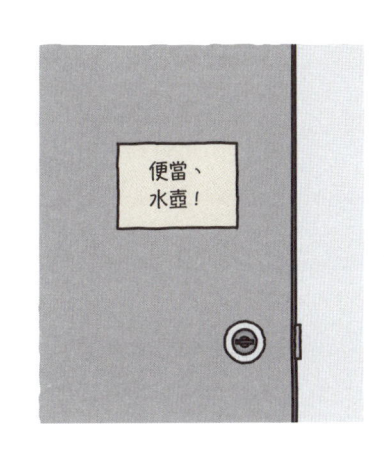

在考試途中不小心睡著

對策
- 調整生活節奏
- 適度攝取咖啡因

事例 曾出現明明還在考試，卻不小心睡著了的狀況

今天就要參加證照考試了，因為平常的睡眠品質就不太好，常常無法早起，所以對於考試從早上10點開始，真的讓人相當緊張。但是當天，總算是順利起床了，稍微鬆了一口氣。

起床後馬上前往試場，終於要正式考試了。剛開始時，我很有精神地解題，但才過了10分鐘，不知道為什麼睡意突然襲來，儘管努力想把眼睛撐開也沒有辦法，就是很想睡……

就在我這樣掙扎的時候，突然聽到耳邊傳來監考員提醒：「還有5分鐘就結束考試了。」的聲音。突然驚醒，一抬頭看了時間發現，自己竟然就這樣睡了將近20分鐘，答案卷還沒有填滿一半。為什麼在這麼重要的考試中，我會感到這麼睏呢？

原因 平日嗜睡可能是因睡眠障礙引起

如第2章所述，有ADHD及ASD等發展障礙的人**常遇到睡眠相關的困擾**。原因尚不清楚，但是有ADHD傾向的人當中，在白天清醒的時間相較於一般狀況來說更短，缺乏清醒的起伏，從而導致睡眠障礙。至於ASD的狀況則是由於難以轉換注意力，會不斷重複想做的事，導致入睡困難，睡眠週期混亂。

138

第5章 想要減輕在正式考試席捲而來的焦慮的情緒

為了要對抗白天席捲而來的睡意

調整生活節奏

對抗白天的嗜睡。

首先，建議到有診斷睡眠相關障礙的醫院諮詢。但在此，也想介紹一些可以自己實踐的有效方法來

解決方法
調整生活節奏，適度攝取咖啡因

另外無論是否有發展障礙，平日嗜睡也可能是受到被稱為**猝睡症**（又稱為發作性睡病）的疾病影響。猝睡症是一種睡眠障礙，患者會在白天受到無法控制的強烈嗜睡困擾。約600個人中就有1個人患有這種疾病。這種情況下，可以透過藥物等醫療上的輔助改善，因此建議先到有睡眠門診的醫院進行就診。

意，最重要的就是**調整生活的節奏，並確保有十分充足的睡眠時間**。約在考試前一週便需要停止不規律的生活習慣，開始調整規律的生活節奏。關於晚上睡眠品質不佳的狀況，可參考第52頁的內容進行調整。

以下將介紹為了調整生活節奏所做的**睡眠記錄方法**。

睡眠日誌應該包含以下項目。

- 日期
- 睡眠品質評分
- 睡眠時間（睡眠時間的起迄時間）
- 睡眠的品質（晚上起來幾次、躺在床上後多久才入睡）
- 日間嗜睡（白天是否感到嗜睡、時間大概是幾點開始幾點結束）
- 試著想想可能會影響睡眠品質良好或不佳的原因

以這樣客觀的方式記錄睡眠的狀況，像是自己每天大概幾點睡

睡眠記錄範例

2021年10月20日（睡眠品質：45分）
- 22:30～6:20
- 晚上醒來兩次。躺上床後約1個小時後才入睡。
- 白天在13:30～14:00及16:30～17:00左右出現強烈的睡意。
- 睡前玩了1個小時左右的手機。可能是因為手機的光線影響睡眠。

2021年10月21日（睡眠品質：60分）
- 23:30～6:20
- 晚上都沒有醒來
- 白天在15:00～16:00左右出現睡意。
- 睡前沒有使用手機，另外白天有散步了1個小時，可能因為有活動到身體所以晚上相當好睡。明天試著慢跑1小時好了。

「Sumin.net」的睡眠記錄表（圖表）

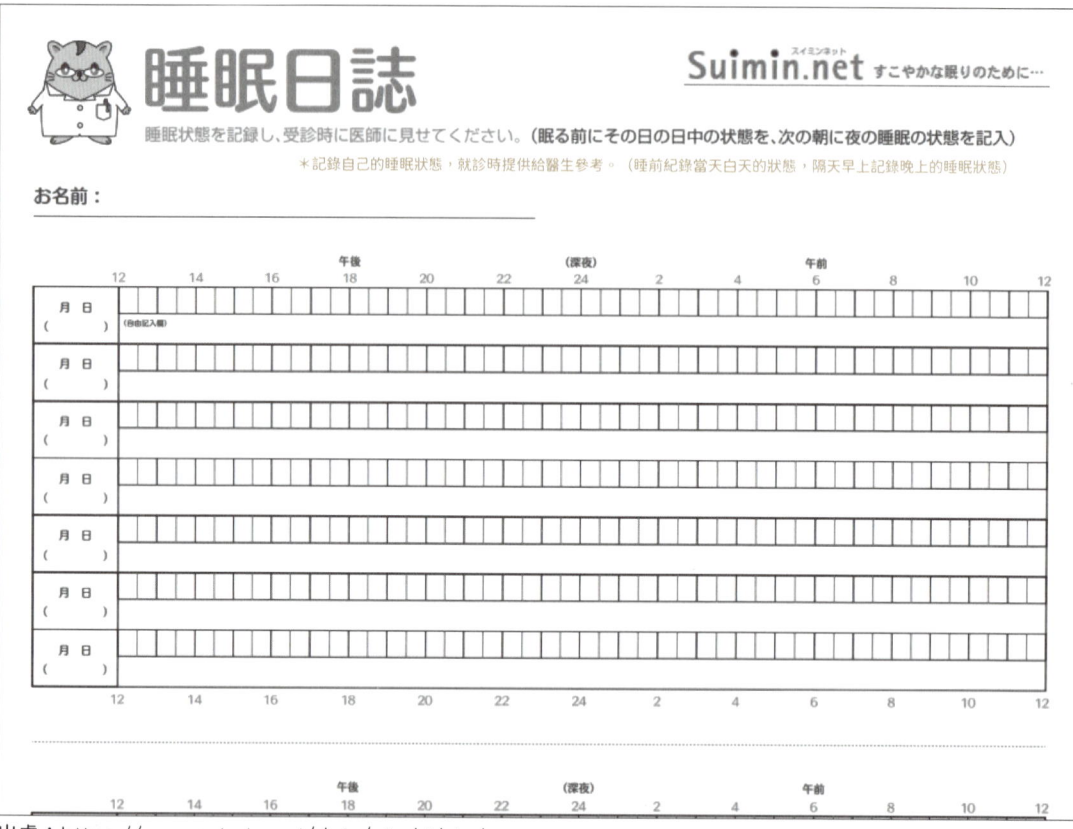

出處：https://www.suimin.net/data/nisshi.html

覺，以及若在白天嗜睡的話，就去確認前一天的睡眠品質，如此一來就可以用更客觀的角度進行分析。

另外，這樣的流程也會成為思考影響睡眠品質良好或不佳的的契機，對之後在調整作息上，會有相當的幫助。

再來，如果把睡眠時間以圖表呈現，便可以透過視覺化的方式更清楚的了解自己的睡眠狀況。如果覺得要自己製表相當困難，可從「田邊三菱製藥株式會社」以及「吉富藥品株式會社」提供的網站「Sumin.net」下載睡眠記錄表（圖表）進行記錄。

> **善用有咖啡因的飲料提神**

另一個避免白天嗜睡相當有效的方法，是善用咖啡因。咖啡因能夠作用於大腦中的誘發睡眠的受

140

富含咖啡因的主要食物

食物名稱	咖啡因濃度	備註
咖啡	60mg/100ml	沖泡方式：咖啡粉10g/熱水150mll
即溶咖啡（顆粒狀）	57mg/100ml	沖泡方式：即溶咖啡2g/熱水140ml
玉露	160mg/100ml	沖泡方式：茶葉10g/60°C熱水60ml、2.5分鐘
紅茶	30mg/100ml	沖泡方式：茶5g/熱水360ml、1.5~4分鐘
煎茶	20mg/100ml	沖泡方式：茶10g/90°C熱水430ml、1分鐘
烏龍茶	20mg/100ml	沖泡方式：茶15g/90°C熱水650ml、0.5分鐘
能量飲料、提神飲料	32～300mg/100ml（依品項不同一罐約36～150mg）	依產品不同咖啡因及內容量皆有所差異

參考　抹茶一杯：抹茶1.5g（咖啡因含量48mg）/70~80°C熱水70ml（抹茶的咖啡因含量3.2g/100g）

出處：https://www.fsc.go.jp/factsheets/index.data/factsheets_caffeine.pdf

體，從而促進大腦的清醒。

只要在考試的前1個小時攝取如上表中所述含咖啡因的飲料，能有助於預防在考試中嗜睡的狀況。

雖然這麼說，由於咖啡因也具有成癮性，因此不建議每天大量攝取。這是因為如果連續過量攝取，大腦會習慣咖啡因的效果，導致前面提到的「喚醒大腦的作用」失效或減弱。

另外，在攝取咖啡因後的3～7小時會不易感到睏倦。如果平時大量攝取咖啡因，可能會增加晚上難以入睡的可能性。建議最好只在重要的考試或會議前攝取。

前往考試會場的途中迷路，無法順利抵達

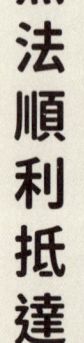

對策

- 在正式考試之前先實際到考場探路
- 提早出門，預留充足的時間前往考場
- 先了解自己適合哪一種「認路」的方式

事例

急著趕路，卻搭錯了電車，結果不知道怎麼去考場

考試當天，從家裡出發前往試會場，用手機查詢前往會場的路線，決定要從離家最近的車站搭電車過去。

坐上電車過了一陣子，總覺得哪裡怪怪的，照手機的查詢結果應該已經要到轉乘的車站了，但是為什麼電車還沒有到站呢？

慌慌張張的確認，結果發現自己竟然不小心搭到反方向的電車，浪費了不少時間，匆匆忙忙地再換回去正確的路線。

到離考試會場最近的車站，但距離考試開始時間已經不多了。

急忙用Google地圖查詢前往考試會場的路線，朝著會場的方向前進。然而，突然發現自己離考場有好大一段距離。好像是因為太過緊張所以走錯了方向。著急之下，我朝著相反的方向走去。看來在考試開始前趕到會場似乎很困難……

原因

受注意力不足及衝動的影響，導致在到達目的地的過程遇到了許多困難

看錯電車時間、坐上反方向的電車等原因，可能是受到ADHD「注意力不足」及「衝動」特性影響所致。有不少人出現把時刻表的時間錯看了一個小時，或是沒有確認目的地，直接衝上剛進月台的電車等經驗。

142

第5章 想要減輕在正式考試焦慮的情緒

此外因為注意力不足的特性，可能會誤解地圖，結果走向完全相反方向的情況也很常見。

可，也就可以降低在移動上失誤的風險了。

（迷路浪費10分鐘）→場→10：00考試正式開始→9：50抵達考場

為了考試當天不要驚慌，事前的準備非常重要

✎ 解決方法

特別是在有重要事情的時候，為了避免出現迷路等狀況，就必須做足充分的事前準備。請大家試著參考下列幾個方法。

在正式考試之前先實際到考場探路

為了要避免搭錯電車或是迷路的情況，可以的話，盡可能在**考試前先到考場探路**。在時間充裕的狀況下，仔細確認搭乘的電車，以及前往會場的路線。這樣在考試當天也只需要照著已知的路線前往即可。

（預留緩衝時間的範例）8：20從家裡出發→步行10分鐘→8：30抵達離家最近的車站→搭乘8：40的電車（坐錯電車浪費15分鐘）→9：30抵達離考場最近的車站→步行10分鐘

提早出門，預留充足的時間前往考場

另外，出發時應該要預留有充足的時間。考試當天從家裡出發的路程，至少要預留30分鐘以上的緩衝時間。

（負面範例）9：00從家裡出發→步行10分鐘→9：10抵達最近的車站→搭乘9：15的電車→9：45抵達距離考場最近的車站→步行10分鐘→9：55抵達考場→10：00考試正式開始

先了解自己適合哪一種「認路」的方式

如果不擅長讀地圖、也經常迷路的人，那麼還有一件事情需要知道，那就是尋找**適合自己的「認路」類型**。

為了要了解自己適合哪一種類型，就必須先知道在第4章專欄中所提到的「訊息處理特性」。訊息處理特性指的是在處理訊息時的傾向，分成「序列處理」及「平行處理」兩種。

首先，序列處理類型非常擅長解讀有順序的資訊。對於「首先，在第一個轉角右轉，走約30公尺後，右手邊會出現一間便利商店，這時候再左轉。再來，看到公園後

143

由起點到目的地的路徑。對於這類型的人，通常只要看到地圖，就會往正確的方向前進了。

「右轉」這種有順序性的路徑說明方式能夠輕鬆理解。然而，這類型的人通常難以在腦海中描繪路線，看到普通地圖時會感到混亂。

針對序列處理類型的人，我推薦使用「**Google街景模式**」。這是一個可以直接看到實際道路周邊街景的功能。使用這個功能，就可以邊看實際的街景，確認前往考場的路線。這時候可以找找**在前往目的地的路途中，是否有可以作為指標的建築物，並用截圖的方式保存**。如此一來，可以將路徑以「當右手邊出現便利商店後左轉↓左邊出現消防局後右轉」，用這樣的方式，以文字化呈現。當天只要利用截圖及路徑摘要，應該就不太會迷路了。

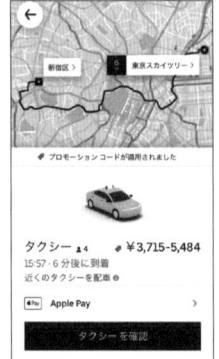

另外，平行處理類型擅長在掌握整體概念後，解讀個別資訊的細節。比起看Google地圖找路，這類型的人更適合透過地圖掌握整體。

下一頁在說明利用電腦搜尋前往目的地之方法，我想考試當天應該會有不少人邊看手機地圖邊移動，這時候必須要注意的是手機定位（GPS）是否正確。手機有時候會出現定位偏差的狀況，如果覺得位置似乎有點不太正確，那就有可能是在定位時出了問題。如果遇到這樣的問題，通常從設定→Wi-Fi點選開啟後，GPS便可正常運作。當GPS恢復正常後，點選畫面右下角的「開始」鍵，便可知道「要往哪裡走」、「要在哪裡轉彎」等詳細資訊。這樣就只要跟著指示前進就可以了。

最後，如果這樣還是仍然擔心會迷路，建議可在離考場最近的車站，直接使用叫車APP坐車前往考場。雖然這樣會增加費用，但是畢竟是相當重要的考試，如果可以事先預約搭乘，這樣就可以輕鬆抵達目的地。因此也希望大家能將這個方法作為移動的選項之一。

善用Uber等叫車APP，確保能順利抵達考場

144

Google街景模式的使用方法

1 在Google地圖輸入起點及目的地，搜尋路線。

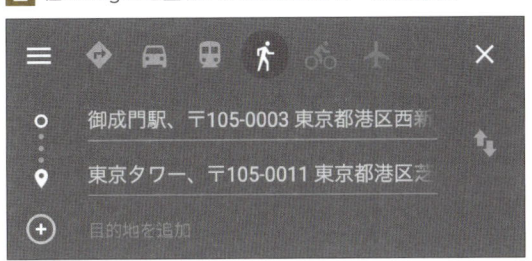

2 點選畫面右下角人形符號。

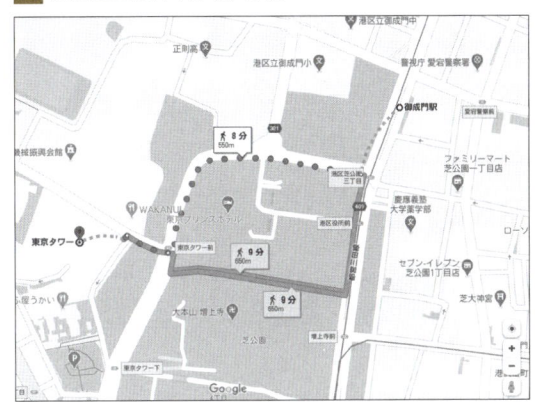

3 將人形符號拖曳至起點。

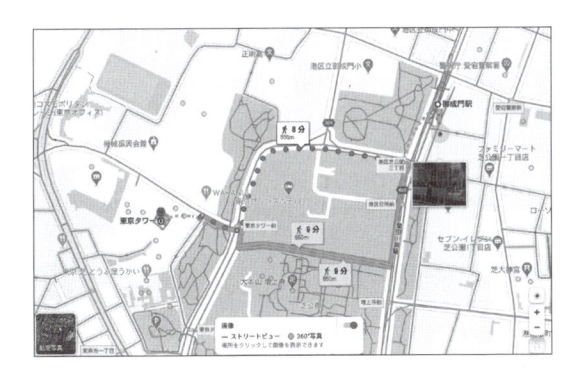

4 這樣就可以利用Google街景模式，確認步行到目的地的實際街景。

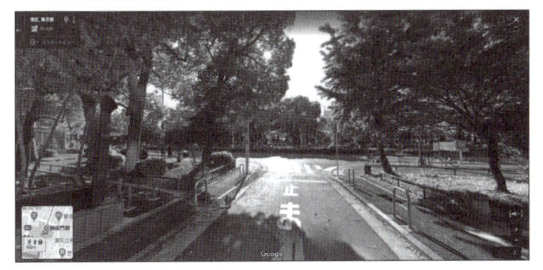

5 如果途中有出現易於辨識的建築物或地標，可以截圖記錄。

不斷粗心失誤

事例 出現漏讀及謄錯答案的失誤

終於迎來證照考試的日子，之前的努力一定要好好地在今天展現成果。

一開始飛快地開始解題，發現這幾個月的努力是有成果的，心裡很有信心，寫起來相當得心應手。

終於到了最後一個問題，這時卻發現畫卡的時候竟然少畫了一格，不只這樣，還發現自己漏讀了好幾個問題，甚至還發現答錯的地方。時間所剩不多，也沒辦法再多做些什麼……。

原因 受ADHD注意力不足及ASD感官特質的影響

都這麼努力了，卻因為粗心的錯誤而影響分數那就得不償失了。尤其是像畫卡式的答題方式，只要漏掉一題，就會大幅影響後面的得分。而看錯問題更是喪失原本應該得分的機會。不管是哪一種狀況，「粗心錯誤」就是通過考試最大的敵人。

在有ADHD的狀況下，之前曾多次提過「注意力不足」的特性會導致粗心錯誤的增加。即便覺得「要小心注意」，但是也不知道該怎麼具體的「如何注意」，就會因此無法順利改善粗心出錯的狀況。

此外，有ASD傾向的情況，「感官特性」也可能導致粗心錯誤。例如，答題用紙看起來太刺眼，沒辦法好好閱讀題目；在考試

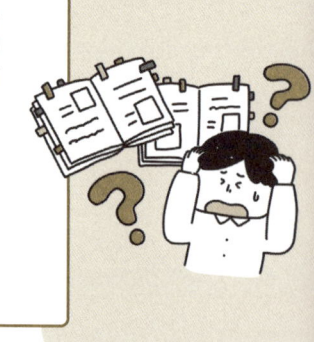

對策

○ 遮住不需要看的內容，只留下要閱讀的部分即可

○ 事先將情況告知試驗的主辦單位，並請求特別安排

146

第5章 想要減輕在正式考試焦慮的情緒

> **解決方法**
> 針對不同的原因
> 須採取不同的應對策略

要解決這樣的困擾，最重要的是找出造成失誤的原因，並思考合適的應對策略。舉例來說，漏讀或讀錯題目造成的失誤，其應對策略完全不同。以下將針對不同的情境，建議具體可執行的改善方式。

會場受到冷氣或是周圍的人振筆疾書的聲音影響，而無法專注。如果有這樣的困擾，就可能是視覺或是聽覺上比起他人更加的敏感。

另外，若漏讀狀況異常的多，或是在看文字時，出現重疊或歪斜的狀況時，就可能是有學習障礙（LD）這類的障礙。

> **要如何避免漏讀或是閱讀錯誤的狀況呢？**

針對漏讀、閱讀錯誤及畫卡失誤狀況，「**遮住不需要看的內容，只留下要閱讀的部分即可**」這個觀念非常重要。因為只需要把注意力放在看得到的地方，注意力不易分散就可避免出錯。

另外，在考試最後要預留檢查的時間，這件事也相當重要。即便前面粗心錯誤，也可以利用最後時間進行挽救。因此，應該在結束考試時留約10分鐘的時間，做好時間調配。

能利用可行的方法來實現「只留下必須看到的內容」的技巧。

> **要如何避免因感官敏感所造成的失誤呢？**

在有ASD的情況下，常出現因為覺得答題用紙過於刺眼，而無法好好閱讀題目，或是受到周圍的聲音影響，無法專注的狀況。這種視覺或聽覺敏感，也與失誤的頻率有非常密切的關聯。

如果考試會場允許攜帶白紙或是墊板等物品，就可以用來遮住不相關的內容，會非常便利。但是大部分的考試禁止攜帶與考試無關的用品入場。

這時候，推薦使用**較大塊的橡皮擦**。因為橡皮擦可以攜入考場，所以可以用來遮住不相關的內容。

如果有視覺敏感的狀況，**事先與考試的主辦單位聯繫**，請可以也可以向主辦考試的單位告知自己有發展障礙，詢問看看是否能攜帶白紙或是墊板進入考場。盡可是否可以避免坐在靠近窗邊的位

147

想知道什麼是「合理的照顧」？

的照顧」。所謂合理的照顧指的是有障礙的人享有與其他人一樣，平等的人權及基本的自由，也因此在座位、使用電腦作答、朗讀試題、使用透明過濾片等方式應對。但證照考試較沒有這種公開的具體應對照考試沒有這種公開的具體應對事例，這時候請直接諮詢主辦單位。

此外，這類型特殊需求要事先提出申請，如果當天才提出需求，相關單位大多難以配合。因此請先到主辦單位的官方網站進行確認，並在期限內提出申請。而申請時可能需要提供能說明相關障礙狀況的身心障礙手冊、醫生診斷書或狀況報告書等文件，請提前準備好，避免臨近截止日期。

以英文檢定考試為例，英檢會依據需要提供發展障礙考生的單獨考場或座位安排。另外，在英語檢定中的IELTS，如果有需要，

可以申請延長考試時間、調整考試座位、使用電腦作答、朗讀試題、使用透明過濾片等方式應對。但證照考試較沒有這種公開的具體應對事例，這時候請直接諮詢主辦單位。

也就是說，為了讓有障礙的人能與其他人一樣公平的接受考試，可以向相關單位提出必要的應對需求，這是完全沒有疑慮的。並且相關單位在接受詢問後，也有義務在不造成負擔的許可範圍內，盡可能的提供協助。

當然，也不是所有的需求都會被接受。所謂合理的照顧，是要在有需求的當事人及相關單位，雙方針對需求及可執行性進行評估，並達成共識才得以實現。在雙方溝通後，能夠找到實現可能的照顧是最好的。

雖然有人可能會擔心，向主辦單位要求與其他考生不同的對待是否合理。但是，平等地獲得考試機會是一種權利。因此**請不要有過多的顧慮，先問主辦單位看看吧**。

日本從2016年開始，遵循《障害者差別解消法》的推動，各單位機構有義務提供障礙者「**合理**

置。另外，也可詢問試題的影印用紙是否可以印在白色以外的淡色紙上，或是否可以改在稍微昏暗的教室進行考試等方式來應對。

另外，如果有是聽覺敏感的狀況，也可事先與主辦單位確認，是否可以在較安靜的教室接受考試，或在考試時可否使用耳塞或耳罩等輔助工具。

148

減少粗心錯誤的3大重點

STEP 1 避免因注意力不足引起的失誤可以怎麼做？

- 用白紙遮住不需要的資訊
- 用墊板遮住不需要的資訊
- 用大型橡皮擦遮住不必要的資訊
- 用手遮住不必要的資訊

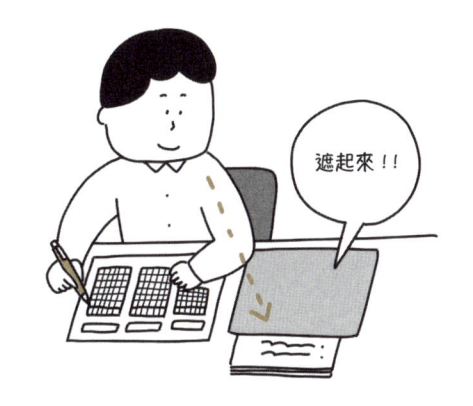

STEP 2 避免因視覺敏感引起的失誤可以怎麼做？

- 避開靠窗的位置
- 請求將試題印在白色以外的淺色紙上
- 在稍微昏暗燈光的教室個別考試

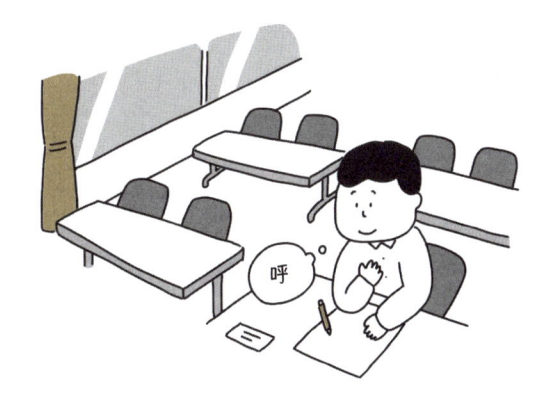

STEP 3 避免因聽覺敏感引起的失誤可以怎麼做？

- 在安靜的個別教室接受考試
- 考試時使用耳塞或耳罩

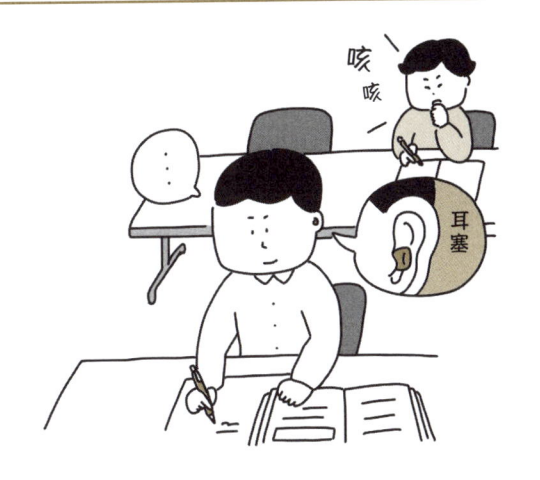

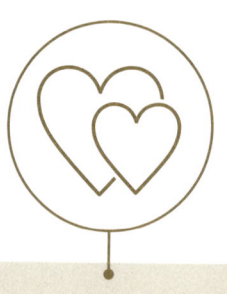

無法接受口試

對策
- 事先確認測驗的進行方式
- 事前擬定草稿
- 透過提問釐清不明白的地方

事例

明明很擅長記憶問題……

考過好幾次英文檢定，都沒有通過。

因為很擅長背誦，所以筆試基本上都沒什麼問題，但是在口試一直無法有好的表現。

雖然具備相關知識，但是卻無法好好地表達並讓對方理解。到底該怎麼做才好呢？

原因

不擅長臨機應變回答問題的ASD

ASD的特徵之一，就是**不擅長與他人溝通**。可能難以理解語境中的對話或間接表達，導致給出生硬的回答，或者是缺乏以簡單易懂的方式表達的意識，使用艱澀的詞語，導致與對方的溝通變得相當困難。尤其是在口述考試中，這些特徵可能常常會出現「回答過於艱澀難懂」或「無法針對問題回覆」等狀況。

另外，有ASD傾向的人通常很擅長應對決定好的事情，但是卻常出現**無法隨機應變**的狀況。也因此，在面對像是口試這種需要臨場反應的考試型態時，會感到相當地吃力。

解決方法

針對口試事前須進行全面的準備

在口述考試中，如果是詢問專業知識為主的類型，有ASD傾向的人，大多都能應答自如。另一方

150

第5章 想要減輕在正式考試焦慮的情緒

面，如果像英文檢定TOEFL等考試，需要進行自由會話或表達自己的意見和想法時，許多人就會感到相當吃力。此外，大學入學面試等情況下，需要對問題做出臨機應變的應對，這也使得難度更高。為了跨越這樣的障礙，事前的準備就非常重要。

事先確認測驗的進行方式

首先最重要的事，是要**事先確認測驗進行的方式**。即便是口試，在考試中會被問到什麼問題、會以什麼順序被問到這些問題，以及每個問題大概可以回答多少時間等，每一個考試都會有所差異。

對有ASD的人來說，如果無法事先了解考試的流程，往往會更加的焦慮。因此，應該要事先確認測驗進行的方式，才能安心的面對考試。

事前擬定草稿

在考試中回答的內容也需要事先準備。如果不擅長臨機應變的溝通，那麼就**先針對可能被問到的問題一一準備相對應的回覆，之後再背下來**，應該就沒什麼問題了。

在有ASD傾向的人當中，有不少人相當擅長背誦決定好的事項並加以實踐。將準備好的應答內容整理成冊，之後照著練習回覆就可以了。

例如，像TOFEL等英文檢定，市面上的教材通常會有自由會話的練習範例。首先，針對這些範例題目準備完整應答草稿。

接下來，試著想出跟這些範例題目類似的問題，並準備相對應的回覆。依狀況，也可以請正在準備同一考試的朋友或補習班的老師幫忙確認答案是否正確。

如此一來，在考試當天就不需要從零開始準備答案，善用已準備好的應答內容再稍作調整，也能更冷靜地進行應答。

對於在臨機應變方面感到困難的ASD人來說，事先能做多少的準備就是勝負關鍵。務必牢記這一點，並為口試做好準備。

透過提問釐清不明白的地方

有ASD傾向的人對於**模糊的提問會感到相當困惑**。舉例來說，在英文檢定的考試時被問到：「有人說在幼年時期限制玩電動的時間比較好。針對這樣的說法，你有什麼樣的看法呢？」

針對這樣的問題，有ASD傾

向的人可能會出現「幼年時期具體來說指的是幾歲呢？」、「是由誰做出限制呢？」這樣的疑問。如果問題不夠直接，有ASD傾向的人就可能回答得會比較吃力。

在這樣的狀況下，**透過提問釐清不清楚的地方**就是一個好的處理方式。舉例來說，「請問幼兒時期指的是幾歲的小朋友呢？」、「請問所謂的限制，是由遊戲公司執行嗎？或是有法條等規範？又或者是家裡自行限制呢？」用這種方式釐清不明白的地方，這樣在回答時會更容易一些。

然而，這樣的詢問在考試中可能會導致扣分。因此，事先確認評分標準是很重要的。

Column

只要證照考試合格就可以開始工作了嗎？

　　如果是因發展障礙引起的其他疾病導致離職的狀況，有不少人會為了再次就職以證照考試為目標努力。但是，為了能實際取得證照並進行實務操作，有時候不只是要能通過考試，在某些狀況下還並須滿足一定的條件才行。因此在開始準備考試前，請務必先確認以下兩點：

　　第一點「是否具備應考資格」。有些證照考試對於受試者沒有限制，任何人都可以報名參加，但也有不少限制考試資格的狀況。

　　以日本的精神保健福祉士這個證照考試為例，要報考這個證照考試，就必須滿足「畢業於4年制大學社福相關科系，並修畢指定科目」、「從事4年以上諮詢相關業務，並於一般養成設施實習1年以上」等數個條件中一定的要求。除了精神保健福祉士外，也有不少有規定考試資格的證照考試。在開始準備考試之前，請務必先確認是否有符合應考資格。

　　第二點「是否需要有實務經驗」。有些證照考試雖然沒有限制應考資格，但如果要用證照執業時，會要求必須要有一定的實務經驗才可執行。

　　以日本的宅地建築交易士（建宅士）這個證照考試為例。這是一個任何任都可申請應考的證照考試，但是當要進行實務操作時，必須在通過證照考試後進行建宅士的登錄。這時候就會要求要有2年以上土地房屋買賣相關的實務經驗，或是要上實務講座後才可進行登錄。也就是說，即便考試合格了如果其他條件不符，也依然無法利用這個證照工作。

　　不管是哪一種狀況，為了避免出現「都那麼認真準備考試了卻……」這樣的情形，在考試前還是先好好的調查一下吧。

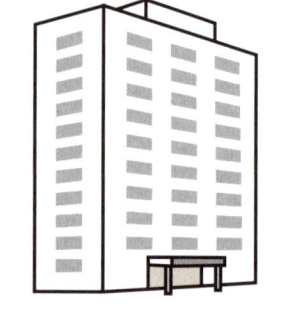

口試測驗前可以做的事前準備

STEP 1　事先確認考試的進行方式

- 了解問題有幾題
- 會以什麼順序被問到這些問題
- 了解有多少時間可以回答問題

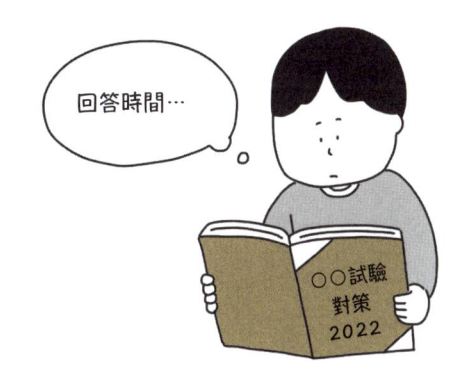

（回答時間…）
○○試驗對策 2022

STEP 2　事前擬定稿子

- 購買模擬的口試練習本，針對可能被提問的問題進行準備，並將問答整理成冊
- 再來，試著想想與例題相似的問題
- 針對自己想出來的問題進行準備，並將問答整理成冊

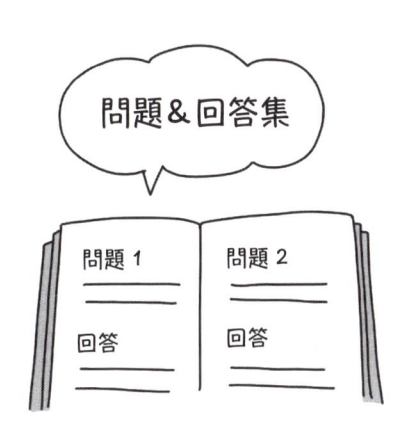

問題&回答集
問題1　問題2
回答　　回答

STEP 3　透過提問釐清不明白的地方

- 如果在口試不太理解提問內容，可以透過提問釐清
- 等釐清不明白的地方後再進行答覆

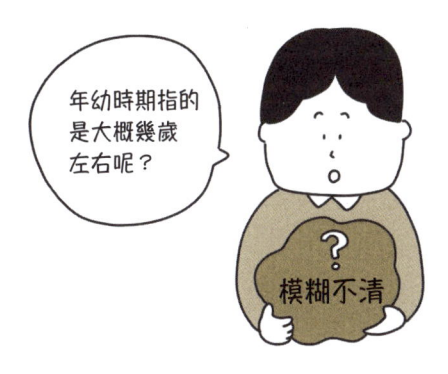

（年幼時期指的是大概幾歲左右呢？）
模糊不清

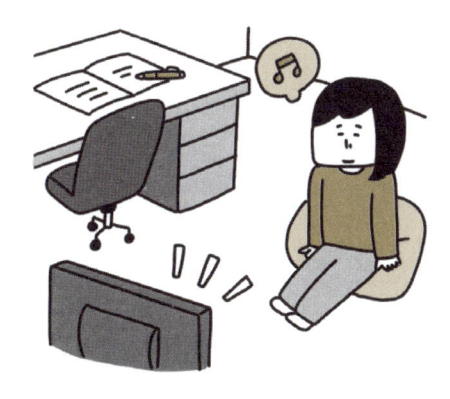

PROFILE

安田祐輔（やすだ　ゆうすけ）

Kizuki 株式會社代表取締役社長。設立「Kizuki Business College」等機構，協助因憂鬱症、發展障礙等狀況而離職但想要再次回到職場的人。也是一位發展障礙當事人。經過霸凌、離家、暴走族的跟班生活後，卻從偏差值 30 成功進入國際基督教大學（ICU）。畢業後進入綜合商社，但因患上憂鬱症而辭職。

之後過著閉門不出的生活，直到 2011 年成立了針對輟學和不就學者的學習塾「Kizuki 共育塾」（截至 2021 年 10 月，在日本已有 9 校舍及線上學校）。2019 年成立「Kizuki Business College」，目前在日本有 4 個分校。目前也受日本 13 個地方政府及中央省廳合作，為生活困窮家庭的兒童提供支援。著有《即使在黑暗中也要奔跑》（講談社）。

TITLE

發展障礙 完全自立手冊 [學習篇]

STAFF

出版	瑞昇文化事業股份有限公司
作者	安田祐輔
插畫	高村あゆみ
譯者	周倪安
創辦人/董事長	駱東墻
CEO/行銷	陳冠偉
總編輯	郭湘齡
文字主編	張聿雯
美術主編	朱哲宏
特約編輯	謝彥如
國際版權	駱念德　張聿雯
排版	謝彥如
製版	明宏彩色照相製版有限公司
印刷	龍岡數位文化股份有限公司
	紘億彩色印刷有限公司
法律顧問	立勤國際法律事務所　黃沛聲律師
戶名	瑞昇文化事業股份有限公司
劃撥帳號	19598343
地址	新北市中和區景平路464巷2弄1-4號
電話	(02)2945-3191
傳真	(02)2945-3190
網址	www.rising-books.com.tw
Mail	deepblue@rising-books.com.tw
初版日期	2025年4月
定價	NT$ 420／HK$131

國家圖書館出版品預行編目資料

發展障礙完全自立手冊. 學習篇／安田祐輔著；周倪安譯. -- 初版. -- 新北市：瑞昇文化事業股份有限公司, 2025.05
    160面；18.2x21　公分
    譯自：ちょっとしたことでうまくいく発達障害の人が上手に勉強するための本
    ISBN 978-986-401-818-5(平裝)

1.CST: 心理發展障礙症 2.CST: 生活指導 3.CST: 特殊教育

415.988　　　　　　　　　　　　　114002869

國內著作權保障，請勿翻印／如有破損或裝訂錯誤請寄回更換

ちょっとしたことでうまくいく 発達障害の人が上手に勉強するための本
(Chotto Shita Kotode Umakuiku
Hattatsushogaino Hitoga Jozuni Benkyosuru Tamenohon : 6465-6)
© 2021 Yusuke Yasuda
Original Japanese edition published by SHOEISHA Co.,Ltd.
Traditional Chinese Character translation rights arranged with SHOEISHA Co.,Ltd.
through JAPAN UNI AGENCY, INC.
Traditional Chinese Character translation copyright © 2025 by Rising Publishing Co,Ltd.